The Pocket Guide to THE POLYVAGAL THEORY

ポリヴェーガル理論入門

心身に変革をおこす「安全」と「絆」

The Transformative Power of Feeling Safe

ステファン・W・ポージェス……［著］
Stephen W. Porges

花丘ちぐさ……［訳］
Chigusa Theresa Hanaoka

春 秋 社

英雄的に安全を希求する、すべてのトラウマ・サヴァイヴァーに捧げる

刊行によせて

ステファン・ポージェス博士は、過去五〇年間に及ぶ神経系の理解について、深遠かつ明晰な貢献をもたらした。さらに、その発見は非常に実用性が高い。人と関わる仕事をする者、また対人支援を行う者にとって、ポージェス博士の発見は大いに役立つだろう。

ポージェス博士は、我々の表情に隠された暗号を紐解くことに成功した。我々の神経系、表情、そして体感がいかに関係しあっているかについて、理解を深めてくれた。過去にも、ダーウィンやエックマンによって、表情と感情についての輝かしい研究が行われている。ポージェス博士はこの研究をもとに、今度は身体の内側に視点を向け、神経系との関連性を明らかにした。

ポージェス博士の発見のすばらしいところは、それがすぐ臨床に役に立つことである。彼が発見した原理は、特に難しい臨床の場面において、いつ、どのように介入すべきかということを我々に教えてくれる。それにより、新たな治療方法が多数生み出されることになるだろう。ポージェス博士は長年にわたり、研究者として専門家向けの論文を多数発表してきた。そして本書は、待望の一般向けの「ポリヴェーガル理論」の概説書である。本書を読み進めるにつれ、あたかもこの輝かしい研究者と対話をしているような心持ちを味わうだろう。本書は、あらゆる臨床家にとって理想的な概説書である。それとともに、自分自身と自分が愛する者の神経系について、より理解したいと願うすべての人に貴重な情報をもたらすだろう。

――ノーマン・ドイジ医学博士

（『脳は奇跡を起こす』『脳はいかに治癒をもたらすか』著者）

本書でポージェス博士は、今まで科学者がなしえなかったことに成功した。つまり、高度に専門的な内容をかみ砕き、クライアント、臨床家、そして一般読者にまで理解しやすいように解説したのだ。本書では、難解な「ポリヴェーガル理論」が、革新的天才研究者の親しみやすい言葉で解説されている。人間の行動に対する自律神経系の影響が明らかにされ、様々な症状について神経生物学的な説明が行われている。セラピストのもとを訪れたクライアントが抱える、理解不能に見える症状が、ポリヴェーガル理論を用いれば、見事に説明がつくのである。さらに、こうした諸問題を解決するための、身体からの介入方法が見えてくるのだ。ぜひ本書を読み進めていただきたい。そして、本書に解説された、人間の本質に関する画期的な洞察を理解し、それが読者諸氏の人生、人間関係、そして臨床において想像を超える効果がもたらされる可能性があることを理解し、心躍る思いを味わってもらいたい。

――パット・オグデン博士

（米国コロラド州センサリーモーター・サイコセラピー研究所所長）

ポリヴェーガル理論入門——心身に変革をおこす「安全」と「絆」　目次

第2章　ポリヴェーガル理論とトラウマの治療　31

第3章　自己調整と社会交流システム　85

第4章　トラウマが脳、身体および行動に及ぼす影響　119

第5章　安全の合図、健康および「ポリヴェーガル理論」 167

ポリヴェーガル理論入門——心身に変革をおこす「安全」と「絆」

序文

なぜこの本は対話形式で書かれているのか？

"*The Polyvagal Theory: Neurophysiological Foundations of Emotions, Attachment, Communication, and Self-Regulation*"（ポリヴェーガル理論：感情・愛着・コミュニケーション・自己調整の神経生理学的基盤）〔訳註：未邦訳〕が出版されたことで、この理論の科学的な基礎となる情報が一つにまとめられた。この本は、臨床家やその他の専門家に「ポリヴェーガル理論」を紹介し、人間行動を理解するための新しい概念や洞察を提供するものであった。ポリヴェーガル理論では、心理的な経験と身体的な反応の間には重要なつながりがあると考える。この本は専門家のために書かれた非常に分厚いものだった。これは様々な専門誌や、専門家向けの本の中に発表されていた論文を集めた論文集であり、私の著作を簡単に一覧できるようにしたという点では大変便利であった。専門誌を購入するには高額な費用がかかるし、私の論文を検索するのも一苦労であったから、Amazon のような公的なポータルサイトに私の論文をまとめたものが紹介されたという意味では、非常に満足のゆくものであった。

この本は、ポリヴェーガル理論を構築している、基礎的な論文を集めることが目的であった。しかし出版後の反響は、私の予想をはるかに超えるものだった。この本は非常によく売れ、様々な分野の専門家に読まれることとなった。ドイツ語、イタリア語、スペイン語、ポルトガル語にも翻訳された。これをきっかけにポリヴェーガル理論への興味が高まり、私はその後インターネットを通してウェビナーによる講義〔インターネット上でのセミナー〕を行ったり、多くの国々で学術会議に招かれて講演をすることとなった。そうなると、臨床家やそのクライアントが理解できるような、わかりやすいポリヴェーガル理論の本を書いてほしいという要望が高まった。私の書いたポリヴェーガル理論の本は大変分厚くて、難解であるという声をよく聞いた。一方で、私が講演で話をすると、非常にわかりやすいと言われた。こう言われると私はいつも、「講演の目的はコミュニケーションをとることであり、論文を書くときは研究者としての取り決めに従い、専門的なデータや理論を盛り込むようにしているからである」と答えることにしていた。

この数年にわたって、多くの臨床家から求められたこともあり、私はこの高度に専門的な内容をかみ砕き、もっとわかりやすい本にまとめるべきだという結論に至った。したがって、本書は、こうした要望に応えるものとなっている。私は何人かの人からインタビューを受け、その書き起こし原稿を読み返し、内容を精査した。インタビューをしてくれたのは、臨床家である。そして私は、なるべく臨床に応用するのに役立つことを意識して答えている。本書の巻末には、ポリヴェーガル理論を理解するための、基本的な用語や考え方を解説する「用語解説」が掲載されているので、ポリヴェーガル理論の土台となる、科学と科学的な考え方について書かれた本文とあわせて参照されたい。〔用語解説に掲載されている用語の本文初出箇所には＊を付した。〕

本書のインタビューは、より明確かつ簡潔にするために、編集されている。インタビュー形式にすることによって、臨床応用のための情報に的を絞り、のびのびと肩ひじを張らない表現で本にまとめることができた。私たちの神経系が危機に直面したときに、それらがどのように反応するのかを、臨床家にわかりやすく説明するとともに、心理療法家が、「社会的交流によって生物行動学的な調整力を回復するための、治療的な戦略を開発するため」の土台を提供している。重複を避け、的を絞って解説するために、インタビューは編集が施されている。そして必要に応じて、さらに説明を加えたり、明確化されている。完全に繰り返しを避けるのではなく、いくつかの重要な論点は、各章で繰り返し説明されている。ポリヴェーガル理論の中心的な論点を、異なる文脈に当てはめて説明しているので、より臨床への応用がしやすくなっているはずだ。

なぜ安全を求めるということに焦点を当てているのか？

私は、多くの臨床家と交流した結果、ポリヴェーガル理論が臨床にもたらす新規かつ重要な内容を、もっとわかりやすく伝える必要があると実感した。ポリヴェーガル理論では、「異なる状況において、それぞれ適切な適応的行動*をとるための神経的基盤として、自律神経がどのように機能するのか」を説明している。ポリヴェーガル理論では、進化の過程で、状況に応じてどの神経回路を用いるかを決定づける能力が形成されたと考える。これは、社会的な行動と二つの自己防衛反応、つまり「闘争／逃走反応*」を引き起こす可動化〔交感神経の活性化とともに心拍数が上昇し、随意に機敏な行動がとれる状態になること〕、さらに身を隠したり、死を装う不動状態である。哺乳類にとって系統発生学的*にもっとも新しい回路は、顔と心臓を制御する神経を接続させることで、社会的行動をとることを可能にしている。顔と頭の横紋筋《おうもんきん》の神経的調整は、心臓の神経的調整と神経生理学的に関連しあっている。ポリヴェーガル理論によると、人間やその他の社会交流システム*を持っている哺乳類は、顔と心臓が神経的につながっており、表情と声の調子で「安全*かどうか」を確認したり投影したりする。この表情と声の調子は、自律神経の状態*に伴って変化する。つまりポリヴェーガル理論では、私たちは相手がどのように見て、聞いて、声を出すかということで、その人に接近しても安全かどうかを判断すると考える。

最近ウェビナーでインタビューを受けたのだが、その後視聴者が私のブログにコメントを寄せてくれた。そのコメントを読んでみると、視聴者は複雑なポリヴェーガル理論を十分に理解したことがうかがえた。私は科学者であり学術論文を書く訓練を受けてきている。しかしウェビナーにおいて、日常的な表現を使って説明したことによって、ポリヴェーガル理論が、むしろ効果的にわかりやすく一般のみなさんに受け入れられたことがわかった。一時間に及ぶインタビューだったが、それを聞いていた視聴者は、ポリヴェーガル理論の神髄、つまり「安全を求めることこそが、私たちが成功裏に人生を生きていくための土台である」ということを、しっかりと理解してくれたのである。

本書執筆にあたっては、癒しを引き起こすためには、「安全である」と感じることがいかに重要であるかに光を当てていく。ポリヴェーガル理論の観点からすると、「安全ではない」と感じることによって、精神的、肉体的に疾病を引き起こす生理行動学的な特徴が形成される。我々が「安全である」と感じることの必要性が広く理解されることで、社会的、教育的、臨床的な戦略が、お互いの安全のために、進んで他者を受け入れて、互いに協働調整*を図ることを勧める方向に、大きく変わっていくことを望んでいる。

〔ポリヴェーガル理論では、脳幹から臓器への運動経路と、臓器からのフィードバックの両方の働きを強調するときは「神経回路」、脳幹から臓器への遠心性運動経路の働きを強調するときは「神経経路」という表現が用いられているため、原文に忠実に翻訳した。〕

第1章　「安全である」と感じることの神経生物学

考えること・感じること：脳と身体について

「安全」は、我々が生きていく上でこの上なく大切で、直感的なものである。しかしながら、我々の直感は「安全であること」の重要性を、つねにないがしろにしてきたようだ。我々は「安全であること」の意味を誤解しているようだ。それは、多分に我々が「安全とは何か」ということを十分理解していると思いこんでいるからではないだろうか。しかし、この思い込みは再度検証してみる必要がある。なぜなら「安全とは何か」を説明するときに我々が使う言葉と、我々の身体が「安全だ」と感じることの間にはズレがあるように思うからだ。

西洋では、「感じること」よりも、「考えること」により大きな価値を置こうとする。教育や子育てでは、認知のプロセスを拡大し、改善・向上させることに目的が置かれ、身体の感覚や、「動きたい」という衝動はなるべく抑制するように求められている。結果として、皮質に基づく処理の重要性が強調され、理性の働きのほうがより価値があるとするトップダウンの偏向が生じている。一方身体から発される「感覚」というボトムアップの価値は矮小化されている。

我々の文化では、教育や宗教団体において、身体から発せられる感覚は、脳から発せられる思考のプロセスよりも下位にあると考えられている。歴史的にもこれは明らかである。デカルトの一六三七年の言葉がよい例である。デカルトは、「我思う、ゆえに我あり」と論じた。デカルトは「我感ずる、ゆえに我あり」とは言わなかった。ここで重要なのは「感じる」という動詞を再帰的に用いていることだ。フランス語で「感じる」という動詞を再帰的に用いるとき、「その感覚はその人の中にある」、という意味合いを強調する。しかしながら、英語では「感じる」という動詞の意味は曖昧であり、物体を物理的に触っているときの感覚を意味することもあれば、感情的な反応に付随する、主観的な体験を意味することもある。

認知と感情ではどちらが勝つのかという議論は、人間の行動や感情的な体験をどのように理解し、修正し、最適化するかという歴史的な論争の中核をなすものだ。「感情」と「自然に湧きおこってくる感覚」に対する研究が、心理学の枠組みの中で正式な研究対象として受け入れられるようになったのは、わずかここ五〇年ばかりのことである。先行研究の結果が、教育、子育て、治療的なモデルに影響を与えてきたが、それは原則として認知的な機能を伸ばし、主観的な感覚を抑制することを目的としていた。これは行動と認知における、客観的で計測可能な指標を重要視し、「感じること」に対する主観的な反応は顧みないという姿勢である。

正当な科学的論題としての「感じること」に関する研究

私は一九六六年に、大学院生として科学の世界へと歩み出した。当時は「身体の感覚」は、科学の分野では適切な研究対象とは考えられていなかった。感情について科学的に議論できるのは、「動機づけ」に関してのみであった。また感情の研究は、主に実験室内でラットを使って行われた。エサの入手しやすさを制御することによって、動機づけが操作され、感情的な反応性は、実験動物が排泄した糞の量で計測された（例：Hall, 1934）。認知革命によって行動主義が復活し、知的プロセスに関する興味が高まる前から、科学の世界ですでにこうした分野の研究が進められていた。行動主義的な技法は、特殊教育や臨床心理の中に統合され、行動主義は応用分野に吸収された。認知科学は記憶、学習、意思決定、概念形成、問題解決の新しいモデルとして拡大し、工学やコンピュータ科学に応用され、人工知能や機械学習へと発展していった。

一方、脳の画像処理技術や電子物理学的技術が発展し、認知科学にも応用されるようになった。脳画像や電子物理的な技術を応用し、認知科学は神経科学と合体した。行動と認知は神経系に依存しており、ある特定の行動や心理状態を引き起こすためには、まず神経生理学的反応が引き起こされる必要がある。しかし応用行動科学も認知科学も、神経生理学的な状態を理解しようとは考えなかった。行動科学は神経システムについては不可知論を貫き、認知神経科学は、認知的なプロセスを、脳に基盤を置いた計測可能な反応として同定することに焦点を当てていた。

私が大学院に入ったとき、心理生理学が新たに学部の枠を超えて創設された。私はこの分野に即座に心惹かれた。私が大学院に入るわずか二年前に、この分野の最初の学術誌が出版された。そしてこの分野に関する本は、当時まだ二、三冊しか出版されておらず、大学院の研究で利用できる資料はその程度であった。心理生理学は、心理的な操作に対する生理学的な反応を計測するものだった(Stern, 1996)。心理生理学では、被験者が報告する主観的な状態に頼ることなく、皮膚電位、呼吸、心拍数、血管運動などの生理学的な反応を調べる。そして客観的かつ数値化可能な方法で、主観的な体験について計測する。私にとって、この心理生理学の方法論は大変魅力的だった。心の動きを生理学的な反応から理解しようとする試みは、今でも心理生理学、および認知神経学の中心的な方法論である。過去五〇年にわたり、この基本的な考え方にはほとんど変化がないが、心の働きの変化を表す生理学的、神経生理学的反応を検知するために使われるセンサーや、そこから得られる数値的なデータを解析する技術は、大きく進歩している。

心理生理学研究と心拍変動

私は大学院の研究の成果として、心拍変動*を当初は従属変数とし（Porges & Raskin, 1969）、のちに仲介変数として数量化した論文（Porges, 1972）を発表した。パラダイムシフトを理解するためには、心拍変動を従属変数として使うことと、仲介変数として使うことの違いを理解する必要がある。私が研究を始めた頃の心理生理学では、生理学的な反応を従属変数として用いてきた。つまり、よく統制された心理的な操作に対して、どのような生理学的な反応が起きるかを検出したのだ。この考え方は、「刺激・反応モデル（S／Rモデル）」の伝統的なパラダイムにもよく合致した。心理的な操作が「S：刺激」であり、生理学的な反応が「R：反応」である。私の研究は、このパラダイムの中で、心拍数や心拍変動、呼吸の変化を報告するものだった。

私が研究を続ける中で、実験参加者が集中を維持し、精神的に努力している状態では、心拍変動が減少することに気づいた。さらに私は、実験参加者が注意を必要とする作業に携わっていないときの心拍変動には、個人差があることを発見した。この「ベースライン」（介入を行わない、自然な状態で測る基準値）は、心拍数と心拍変動が刺激に伴って変化する率が高いか低いかによって変わることが発見された。この観察をもとに、私は実験参加者を、心拍変動が高いものと低いものという二つの下位集団に分けた（Porges, 1972, 1973）。この研究成果が先駆けとなり、後に心拍変動の個人差と、認知的能力、環境内の刺激に対する感受性、精神医学的な診断、心理物理的適合性、そしてレジリエンスとの関係について、論文が多数発表されることとなった。この心拍変動に関する見解が定着すると、今度はバイオフィードバック、呼吸のエクササイズや運動、瞑想などによってこの心拍変動を高める技術が様々に研究されることとなったのである。

心拍変動を調整する神経的作用機序

人によって心拍変動に差異があることと、反応時間などで示される注意力や、心拍数の変化などによって計測される自律神経の反応性との間に関係性があることが発見され、私の研究は新たな局面を迎えた。私は、心拍変動と、注意力の持続や、行動を制御する能力が、どのような関係性にあるのかに注目した。心拍変動を引き起こす、心拍間隔に影響を与えている神経経路を探求し、心拍数を制御している神経系の仕組みを理解するために、動物実験を行った。

神経生理学と神経解剖学の文献をあたってみると、心拍変動には迷走神経*が関係しているということを推測するに十分な情報がすでに存在していた。一九〇〇年代の古い文献で、ドイツのH・E・ヘリング（1910）は、呼吸によって心拍数が変動することにより、迷走神経が心拍変動に貢献していると述べている。「呼吸によって明らかに心拍数が低下している……これは迷走神経が関与していることの明白な指標である」。

心拍数を制御する迷走神経の計測方法の開発

呼吸のパターンによって心拍数を抑制する迷走神経線維が発火することを発見した私は、神経生理学的な確信を得て、心拍変動を大まかに計測することをやめ、心臓を制御する迷走神経の働きをより正確に計測できる指標を研究することにした。こうした経緯により、心臓迷走神経緊張*のより正確な指標として、呼吸性洞性不整脈*（ＲＳＡ）を定量化する方法を開発するに至った。

ＲＳＡは、ヘリングによって説明された迷走神経の心拍への影響を機能的に説明するものである。呼吸によって迷走神経が心臓に与える影響が変化する。呼気と吸気では心拍数が一定のリズムで減少したり増加したりする。そして、迷走神経の影響が大きければ大きいほど、その心拍変動は増加する。ＲＳＡは、心臓のペースメーカーに対し、迷走神経が抑制的な働きを及ぼすのを動的に調整している神経的フィードバックループの機能的な指標である。このフィードバックループでは、肺や心臓からの入力が脳幹に送られるほか、高次の脳から脳幹へと信号が送られる。このフィードバックループの出力媒介変数は、振幅と周波数である。振幅は迷走神経の影響を反映しており、周波数は呼吸数を反映している。

この新しい指標を得て、私の研究は相対的な方法論から、神経生理学的なモデルをもとに、継続的に迷走神経による自律神経系*の神経的制御を計測する方法論へと推移していった。この技術を用いることで、私は迷走神経による制御の具体的な状態を正確かつ継続的に計測することができるようになった。私は、一九八〇年代半ばに、未熟児として生まれた子供たちを含む、行動の制御に問題を抱え、治療を受けている人を研究対象に選ぶことにした。私の研究の手法は、生理学的な状態を常時監視するものだったので、病院で心臓への迷走神経の制御の状態を計測できる持ち運び可能な機器が必要となり、〝ポータブル迷走神経計測器〟を開発した（Porges, 1985）。この機器は研究者向けに一〇〇台ほど売れたようだ。販売していたのは、デルタ・バイオメトリクス社という小さな会社で、今は存在していない。

生理学的状態の計測と「刺激／反応モデル」の統合

私は、行動変容などの行動学的技法と認知科学においては、生物学的な視点が欠けている、あるいはまだ十分発展していないと考える。認知科学と神経科学の統合は、認知科学のモデルを変えたわけではなかった。単に、中枢神経系の機能を従属変数の一つとして組み込んだに過ぎなかった。したがって脳機能の画像診断や、脳の電気生理学的反応を常時監視する研究が盛んに行われたが、パラダイムシフトは起こらなかった。これらの研究は、古典的な「刺激／反応モデル」に基づいており、生理学や神経生理学的な情報をそれに統合しようと試みているだけであった。

行動分析国際学会（ＡＢＡＩ）に代表される応用行動科学の分野では、被験者の生理学的な状態は

「刺激／反応モデル」の主要な決定要因として扱われていなかった。数年前、私はＡＢＡＩでＢ・Ｆ・スキナー博士にちなんだ基調講演を行うという栄誉に預かった。私の講演の表題は、「ポリヴェーガル理論のレンズを通した行動変容」であった。そこでは、生理学的な状態を、行動を決定づける「刺激・Ｓ」と「反応・Ｒ」の関係に影響を与える仲介変数として計測する方法について語った。それこそ、私が長年探求してきた課題であった。ここでは、「刺激・Ｓ」と「反応・Ｒ」の仲介を行う「生体・Ｏ」が重要な役割を担っている点を盛り込んだ、すでに古典的とも言える「Ｓ－Ｏ－Ｒモデル」（例：Woodworth, 1992）を再度話題にすることになった。

心拍変動に代表される自律神経の神経的制御を把握することにより、行動を変容させるためのパラダイムやプロトコルを作る上で、「生体・Ｏ」を仲介変数として常時監視することができると解説した。さらには、生理学的状態*は操作することが可能であることから、より良い結果を導くために、条件や介入方法などを調整し、「生体・Ｏ」に影響を与えることが可能であると述べた。私は、行動変容のパラダイムで、心臓を迷走神経が制御していることを示す指標であるＲＳＡを、仲介変数として用いることができると提言した。

私は、生理学的状態は、行動変容の効果的な方法論において、個人差や状況の違いに対して影響を与えるか否かという議論を提示した。「Ｓ－Ｏ－Ｒモデル」の中で新たな行動学的パラダイムを構築することができるのではないか、と私は提案した。こうした新たな枠組みを作ることによって、より望ましい行動変容を導くにあたり、より効果的に迷走神経の制御が起こるような生理学的な状態を作り出すことが可能であると提言した。そのときの私の講演は、高く評価されたようだった。行動科学的な視点を強く持っていた聴衆に対し、彼らがすでに用いていた方法論やパラダイムに相反することなく、神経生理学的な視点を盛り込んでいくよい機会になったようだ。

仲介変数の探求

私の科学的な探求は、行動の個人差を理解するための仲介変数を探す旅であった。この旅を通して、「安全である」と感じることも含めた心理的な体験と、行動の神経的基盤となる自律神経の状態の重要性を理解することとなった。実際は、自律神経の状態と、それが影響して起きてくる行動とは、一対一対応の因果関係ではない。しかし、行動と心理的な体験は、自律神経の状態によって制限されている。これを違った視点から説明すると、自律神経の状態が変化することによって、ある特定の行動や、心理的感情が起きる蓋然性と可能性が変化すると言ってもいいだろう。

このような経緯を経て「ポリヴェーガル理論」を構築するに至ったが、実はそれは研究機関における私の立場とそこで要求されていた資質の変遷とも合致している。大学は、そこで教える教授陣を安全で安心であると感じさせるようにはできていない。大学においては、理論や論文はつねに細部まで徹底的に検証され、明確かつ客観的に評価されるシステムができあがっている。慢性的に検証の対象になるということで、生理学的反応は防衛に転じる。創造的で拡張的なアイディアと、防衛的な生理反応は共存し得ない。学術の世界では、暗黙の規則がある。私はそれを理解して対応することができたので、そうした環境であっても創造的な新しい視点を構築していくことができた。

振り返ってみると、私の研究は三つの段階があった。まず最初の段階は、大学で終身在職権を得て助教授へと昇進するための、記述的研究の段階である。このときに、心拍変動が重要な現象であることに気づき、一連の経験主義的な実験を行った。第二段階として、心拍変動を仲介している神経生理学的な作用機序を説明するための研究を行った。ここで培った科学界への貢献により、私は教授に昇格した。教授という立場になったおかげで、今まで構築してきたものを今度は臨床に応用することができた。私の研究の第三段階は、神経生理学、神経解剖学、進化学をもとにした、脳と身体、あるいは心と身体の科学の基礎となるポリヴェーガル理論の構築である。パラダイムシフトを起こすような理論を提唱することは危険を伴う。もし未熟な段階で提唱すれば、科学界でのキャリアの終わりを意味することにもなりかねない。しかし、私がそれまで築いてきた実績のおかげで、その信用をテコに、私はポリヴェーガル理論を提唱した。ポリヴェーガル理論を発表したのは、私が「正教授」に就任してから一〇年以上経ってからである。「心理生理学研究学会」での会長講演として、私はポリヴェーガル理論を発表した（Porges, 1995）。幸いなことに、私の研究の第三段階は、科学界だけでなく、応用臨床の世界においても、大変実り多い時期であった。

ポリヴェーガル理論は、我々の行動と、他者との関わり方に影響を与える仲介変数としての生理学的状態の重要性を解き明かすものであった。この理論により、危険と脅威が生理学的状態を変化させ、防衛に向かわせることが説明された。そしてもっとも大切な点は、「安全である」とは、単に脅威を取り去ることではないということだ。「安全である」とは、環境中や、他者との間で交わされる健康、愛、信頼を感じることを促進する、独特の「合図」に依存しており、それが防衛回路を積極的に抑制する（Proges, 1998）。

安全と生理学的状態

認知的な評価ではなく、身体的な反応として定義したとき、「安全」とは環境の様々な要因と関係している。適応的生存の観点から言うと、「叡智」は身体にあり、意識の届かない、神経系の構造によって機能している。言いかえれば、私たちが、環境中や人間関係にある潜在的なリスクを評価するとき、認知の働きを使っていると思うかもしれない。しかし、実は認知的な評価は、私たちの内臓の反応に二次的な影響を与えているに過ぎない。ポリヴェーガル理論では、意識の及ばないところで環境中のリスクを評価する神経的なプロセスは、「ニューロセプション」*と呼ばれる（Porges, 2003, 2004）。従来、心身に好ましくない影響を与えるものは「ストレス」と言われ、それが認知的能力にどの程度影響を与えるかによって、その強度が評価されてきた。しかしポリヴェーガル理論では、ストレスとなる出来事の物理的な特徴は、実はあまり影響力を持たず、むしろ我々の身体的な反応のほうがより重要な役割を果たしていると考える。

困難に直面すると、我々の身体は、「ウソ発見器」のような働きをする。いわゆる、検知器のように働くのだ。ある人にとっては心地よく楽しい環境であっても、別の人にとっては落ち着かなく、恐ろしいと感じるかもしれない。責任ある人間として、配慮の行き届いたパートナーとして、よき友、よき臨床家として、我々は、我々の身体の反応をよく聞き、また相手の身体の反応を尊重し、危険を孕む世界でうまく生き残り、安全な環境を見つけ、信頼できる人間関係を作り上げることができるように、自分自身を、そして他者を援助することが大切である。

神経系は、我々が日々生き延びる中で我々を守ってくれているが、それだけではなく、クライアントの状態や、彼が必要としていることに関する情報を提供してくれる。我々は、相手の声の調子、表情、しぐさ、姿勢などから、彼らの状態や思いを汲み取る能力を持っている。そうした状態を表す適当な言葉はないかもしれないが、それでも、その人と一緒にいて、自分がどんなふうに感じるかを吟味してみると、相手の思いがわかるのである。

ポリヴェーガル理論では、今まで教育、司法、政治、宗教、医学において「安全」を定義していた媒介変数について異論を唱える。従来のように、柵や、金属検知器、監視システムなどの環境の構造的モデルによって「安全」を定義するのではなく、ポリヴェーガル理論では、自律神経の状態の神経的制御が変化したことを内臓の感受性によって捉えていくモデルを提唱している。そして、社会が今、人々をどのように扱っているのかという視点から、既存の社会的通念に異議を唱えるのである。

ポリヴェーガル理論によって我々は、社会が安全であると感じられる環境や、信頼できる人間関係を、十分人々に提供しているのか、という問いに直面することになる。学校、病院、教会などの社会組織が、つねに人々を評価し、それによって危険と脅威を感じさせる状況であることを鑑みると、政治紛争、財政危機、戦争と同じように、こうした社会構造が我々の健康に好ましくない影響を与えていると言わざるを得ない。

ポリヴェーガル理論では、「安全」であることの重要性に焦点を当てている。我々は危険を察知すると、脅威に適応するための反応を起こす。そして、こうした脅威に対する反応が起きてくると、生理学的状態、社会的行動、心理的体験、そして健康に影響が及ぶ。本理論では、こうした一連の作用機序について、神経生物学的な説明を提供している。本理論では、臨床的な障害を、防衛反応を抑制し、社会交流を自発的に起こす特定の神経回路の、神経的制御が困難になっている状態と考える。

この考え方は、伝統的な学習理論とは異なる。学習理論では、こうした異常行動は学習によるもので、連合、消去、習慣化などの学習理論に基づいた治療によって矯正可能であると考えている。また、ポリヴェーガル理論は、薬物療法を除外しないが、薬物療法が主要な治療手段とされている現代の生物学的精神医学のいくつかの理論とは見解を異にする。

ポリヴェーガル理論では、生理学的な状態を、様々な種類の適応的行動を効果的に表現する神経的な土台であると考える。これは今までの理論に欠けていたものを補完する基盤を提供している。例えば、十分な社会的交流が行われている状態と、効果的に自己防衛戦略を繰り広げるときでは、生理学的な状態はそれぞれ異なっている。ポリヴェーガル理論によって、臨床家は、クライアントの生理学的な状態を認識し、その生理学的な状態で可能な限りにおいてクライアントが反応しているということを理解することができるだろう。さらに、「神経エクササイズ」[*]によって、自律神経の状態の制御を向上させる、新しい治療方法の開発も可能である。

「安全であること」の役割と、生き残るために必要な「安全である」という合図

神経系は、爬虫類から哺乳類へと進化した過程で変化していった。特に哺乳類では、同種の生物のうち、どれが安全で近づいてもよく、また触れてもよいのかを同定する神経系が発達した。爬虫類や、その他のいわゆる「原始的な」脊椎動物では、防衛戦略が非常に発達していた。しかし哺乳類として適応するには、今度はそのよく発達した防衛戦略のスイッチを切る神経的作用機序を作っていくことが必要になった。

哺乳類は、いくつかの生物学的な必要性に迫られて「安全」を求めるようになっていった。第一に、我々の祖先であり、すでに絶滅した爬虫類と違って、哺乳類は生まれてからすぐ、母親からの世話を受ける必要がある。第二に、人間を含む数種類の哺乳類は、生きていくために長期間社会の中で相互依存的関わりを必要とする。こうした哺乳類にとって、「孤立」は〝トラウマ的〟な出来事であり、健康を著しく損なう。防衛反応を起こすスイッチを切り、子育てをしたり、適切な社会的行動をとるためには、安全な環境と、安全な同種の生物を同定する能力が必要になった。第三に、生殖、授乳、

睡眠、消化を含む様々な生物学的、行動学的機能を果たすためには、哺乳類の神経系は安全な環境を必要とする。特に、妊娠や出産直後など、脆弱性を持つ時期には、こうした安全な環境が必要不可欠である。

このように哺乳類は、特定の生物学的機能を果たすために「安全」を必要とする。そのため哺乳類は社会的行動の表現と感情の制御を必要とするようになっていった。

すでに絶滅した爬虫類と哺乳類の神経生理学的な違いは、系統発生学的に見ると、社会行動と感情の制御に関係している。心と身体の健康という点から考えると、危険で生命が脅かされる環境では、こうした社会的神経回路は使用不可能になる。そして、いくつかの精神的あるいは身体的障碍を持つ人においては、この神経回路がうまく働いていない。

ポリヴェーガル理論では、こうした社会的行動と感情の制御を行う神経回路は、神経系が「安全である」と感じているときにのみ発動すると指摘している。そのとき、この神経回路は、「健康」、「成長」、「回復」を促進するように働く。

「安全」は、人間が潜在能力を発揮する上で、欠かすことができない。「安全」は、社会的行動にとってだけではなく高次の脳が創造性を発揮し、生産的であるためにも必要不可欠である。しかし、教育機関、政府、医療機関などは、「安全であること」を推進しているだろうか？　個々人が「安全である」と感じる必要性を満たすということは、我々の社会や文化では、どの程度の優先順位を割り振られているのだろうか？　どのような状況が「安全である」という感覚を損なうのか考えてみる必要がある。「安全ではない」世界で生きることの、健康への負荷は計り知れない。我々が危険や生命の危機に対して脆弱性を持つことを理解した今（Porges, 2007）、強靭な社会的な絆を築くとともに、「健康」、「成長」、「回復」を支持することができるように、防衛系を抑制する社会交流システムを促進することが重要である。

ポリヴェーガル理論によって、身体の反応と生理学的状態は、様々な治療モデルの介入技法を構築する上での神経生理学的な基盤であることが明らかになった。これにより、さらに効果的な治療モデルを創出することができるであろう。ポリヴェーガル理論では、我々の心理的、物理的、行動学的反応が、我々の生理学的状態に依存しているという事象に重きを置く。本理論では、身体の諸器官と脳が、自律神経を制御している迷走神経やその他の神経を通して、双方向に情報交換しているということに注目する。自律神経系の制御は、進化を通して変化してきた。哺乳類は、進化の過程で爬虫類と別れ、新たに「安全であること」を互いに発信しあい、協働調整することができる神経系を獲得していった。本理論によってその進化の物語が完成したのである。

社会的交流と安全

ポリヴェーガル理論の観点から言っても、臨床において見たり、聴いたり、起きていることの目撃証人になることは、大変有効なやり方であると言える。社会的交流を持ち、身体の諸器官からの感覚をフィードバックすることにより、我々の気分や感情の主観的な状態を改善することができる。社会交流システムとは、顔と頭の横紋筋を制御する神経経路を総称したものである。社会交流システムは、身体感覚を投影するとともに、安全で落ち着いていて、愛と信頼を醸成する状態から、防衛反応を起こす脆弱な状態まで、一連の変化を引き起こすための情報の入り口でもある。

「見る」および「聴く」*ということは、社会交流システムの中でも重要な行為である。なぜなら「見る」ことによって、相手と交流しようとする意図を明らかにするとともに、「見る側」の身体感覚を投影するからだ。「見る側」の身体的な状態をもとに、「見られる側」は、「見る側」が自分を歓迎しているのか、それとも関心を持っていないのかを感じ取る。セラピストがクライアントを見て、クライアントの話していることや体験の目撃者になることで、クライアントは社会的交流を体験する。つまりクライアントの社会交流的な行動に対して、セラピストが身体的な反応をし、セラピストの相互交流的な行動の中に込められたセラピストの身体感覚をクライアントに投影することで、こうした社会的交流が促進される。

セラピストとクライアントが互いに、「見て」「聴いて」「感じる」ということは、お互いの身体と感情の状態を動的に双方向に情報伝達し、社会的交流が行われていることを意味する。それこそが治療的瞬間なのだ。社会的交流が相互に利益をもたらし、互いの生理学的な状態を協働調整するためには、双方ともに、安全であり、信頼できるという社会交流的「合図」を送りあう必要がある。これが双方に起きているときに、親子であれ、成人したパートナー同士であれ、お互いの腕の中で安全を感じるのである。双方向で主観的な体験を分かち合うことは、結合鍵〔コードを入力して文字合わせする錠〕を開けるようなものである。突然、鍵を固定していた回転部品が正しい場所に収まり、扉が開くのである。

社会交流システムと生理学的状態が互いに影響しあっていることについては、太古の絶滅した爬虫類から哺乳類へと進化を遂げたゆえの産物であると言える。哺乳類が出現したとき、神経生理学的な変化が起こり、それにより、同種の生物の中で、好意を持っているものを見分け、互いに合図を出し合うことが可能になったのである。この神経系の革新により、その相手は、近づき、物理的に触れ、社会的交流を持つことが安全かどうかを見極める能力を獲得した。もし相手からの合図が、攻撃性や防衛を示していたら、争ってケガをする前に、関係性を持つことをやめるのである。

進化を通して、社会交流システムを構成している表情、嚥下《えんげ》、聴く、発声するといった動作を制御する神経系は、心臓を落ち着かせ、防衛反応を抑制する自律神経系へと発展していった。進化の過程で、表情や発声、音や味覚を検知する神経系と生理学的状態とが結びついたのは、哺乳類特有の現象である。このように、身体の状態と表情や発声とが結びついたことにより、同種の生物が発する「合図」を見極める能力が発達した。相手が出している「合図」は「安全である」のか、「危険である」のか、はたまた逃げることも戦うことも不可能で、擬死*に陥り不動状態になるべきなのか、判断できるようになったのだ。身体の状態と表情や発声が結びついたことで、社会的交流の扉が開いた。これにより、互いに協働調整しようと要請したり、社会的交流が不調に陥った後、落ち着きを取り戻し、その修復を行うことができるようになったのだ。

この統合されたシステムでは、他者が近づいても安全であるという「合図」を提供するために、顔と頭の筋肉を神経制御することが必要とされる。社会交流システムは、我々の「安全であること」への生物学的な希求と、人とつながり*、自分たちの生理学的な状態を協働調整したいと望む、無意識の生物学的な必須要件*から生まれた。したがって、我々がお互いをどのように見るかということが、絆を形成する上では大変重要である。

社会的交流では、「わかった」という微細な「合図」や、共感、互いの意図が交わされる。こうした「合図」は、微妙な声の調子、韻律を通して伝えられる。それは同時に互いの生理学的状態を伝えあう。我々は、自らが落ち着いた生理学的状態であるときにのみ、相手に「安全である」という合図を伝えることができる。母と子であれ、父と子であれ、あるいは他の関係性であれ、こうして互いにつながり、協働調整することができて初めて、その関係がうまくいっていると言える。こうした社会交流システムは、自分の生理学的状態を伝えるだけではなく、相手がストレスを感じているのか、それとも「安全である」と感じているのかを感知する入り口にもなる。「安全」を感知すると、生理学的反応は落ち着く。危険を感知すると、生理学的状態は、防衛反応を活性化するように変化する。

結論

ポリヴェーガル理論では、「安全である」と感じることは生理学的な状態に依存しており、「安全である」という合図は自律神経系を穏やかにすると論じている。生理学的な状態を落ち着かせると、安全で信頼できる人間関係を結ぶことができ、それそのものが、行動的、生理学的状態を協働調整する機会となる。こうした健全な「調整サイクル」が、心と身体の健康を促進する。このモデルでは、自律神経の状態を含む我々の身体の感覚は、我々が他者と関わることにおいて仲介変数の機能を果たしている。交感神経*が優位となり、戦闘態勢に入っているときは、防衛に焦点が当たっており、「安全である」という合図を出すことも受け取ることもしない。しかし、腹側《ふくそく》迷走神経経路*によって社会交流システムが発動しているときは、声や表情で、「安全である」という「合図」を出し、それにより、自分自身と他者の防衛反応を抑制する。互いに、社会交流システムを用いて関わりあうことによって、社会的な絆が強化される。本理論では、治療的モデルにおいても、人間としての体験を最善のものとするためには、身体の感覚を尊重することだけでなく、生理学的な状態を含む支援を行うことが大切であると考えている。

ポリヴェーガル理論では、他者との絆を形成し、互いに協働調整しあうことは、我々人間にとって必要不可欠な生物学的必須要件であると説いている。「安全である」と感じることは、生きていく上でなくてはならない。そして、我々が行動的、生理学的状態を協働調整することができる、信頼に満ちた社会的関わりを持つことによってのみ、我々は「安全」を感じることができる。したがって、何を感じているのかを示す生理学的な反応と、その生理学的反応を引き起こす「合図」を用いて、我々がクライアント、家族、友人とよりよい関係を築き、支援することが大切である。絆の形成は、生物学的な必須要件である。それを達成するためには、我々は、人々に「安全である」と感じてもらえるように尽力していくことが重要である。

第2章　ポリヴェーガル理論とトラウマの治療

聞き手：ルース・ブチンスキー

トラウマと神経系

ブチンスキー：私はルース・ブチンスキー博士と申します。コネチカット州認定心理学者で、臨床応用行動医学全国組織（NICABM）の会長です。

今日のゲストは、ステファン・ポージェス博士です。ポージェス博士の発見は、トラウマや心理的な障害の理解に大きな変化をもたらすでしょう。トラウマを抱えた人の内部では、どんなことが起きているのでしょうか？

ポージェス：トラウマを神経生理学的状態として解釈する上での最大の問題点は、今までトラウマがストレスに関連した障害であると考えられてきたことです。トラウマをストレス性疾患としてしまうと、トラウマの原因、作用機序、治療方法を論じる過程で、トラウマ特有の重要な特性が見失われることになります。人間の神経系が、「危険」や「生命の危機」に瀕したとき、通常のストレス反応と同様に、交感神経系とＨＰＡ軸（視床下部－脳下垂体－副腎）が反応すると考えていること、これが一番の問題点です。今まで科学者も臨床家も、人間の神経系がストレスに対抗し自己防衛するには、「戦うか・逃げるか」という、たった一つの反応しかないと考えていました。たしかにストレス時には、自律神経の一つである交感神経が活性化し、アドレナリンが分泌され、ストレス反応が起きます。しかし「ポリヴェーガル理論」では、「危険」や「生命の危機」に瀕したときには、ストレス反応とは違った防衛反応が起きると考えています。本理論では、生命が脅かされたときには、二つ目の防衛システムが発動すると考えています。そこでは、自律神経系の反応は大きく抑制され、副交感神経*の古い神経経路が使われます。

私たちは、伝統的に考えられているストレス反応のマイナスの効果についてはよく知っています。ストレス反応が起きると、神経系の健康を維持する能力が阻害され、自律神経、免疫、内分泌系が調子を崩し、心身ともに病気に罹患しやすい状態になります。この防衛システムは、どの心理学の本にも書かれています。これをもとに心理的な状態は健康に影響を及ぼすと考えられてきました。このモデルは、神経内分泌学、神経免疫学、心理生理学、身体心理医学などでも説明されています。

しかし、この議論には欠けている要素があります。それは、「可動化」を伴う闘争／逃走反応に代表される防衛反応とは違う、二番目の防衛システムがあるということです。それは「不動」、「シャットダウン」*そして「解離」*です。闘争／逃走行動は、危険が迫ったときには適応的な反応です。しかし、逃げることができなかったり、物理的に自己防衛行動をとることが不可能なときには、闘争／逃走反応は適応的ではなくなります。「可動化」を引き起こす闘争／逃走反応とは対照的に、二番目の防衛システムは「不動化」と「解離」です。防衛反応として不動化すると、身体は非常に特殊な生理学的状態に陥り、時には死に至る可能性もあります。

「不動化」の反応は、小さな哺乳類によく見られます。例えばネコに捕まったネズミです。ネズミがネコに咬まれると、死んだようになります。しかし実際には死んだわけではありません。この適応的な反応は、「擬死」とか、「死んだふり」とも言われます。これは意図的に行う反応ではありません。闘争／逃走反応が使えず、戦うことも逃げることもできないときに起こる、生物学的には適応的な反応です。人間が恐怖体験をして失神するときも、これと同じ反応が起きます。

トラウマの治療が難しいのは、こうした「脅威となる出来事」に対する生物学的に適応的な反応が、十分理解されていないところにあります。残念ながらトラウマ治療に真剣に取り組んでいる臨床家たちでさえ、この「不動状態」を伴う自己防衛システムについて、あまりよく理解していないようです。

科学的な論文を読んでも、このような不動化をもたらす防衛システムは、ストレス理論では説明されていません。ストレス理論では、アドレナリンの分泌や交感神経の活性化によって、可動化を伴う防衛反応が起きるとされています。ポリヴェーガル理論では、私たちの神経系は、可動化を伴う闘争／逃走反応を引き起こす防衛システムだけではなく、不動化し、シャットダウンするもう一つの防衛システムがあると論じています。こうした反応は、意図的な意思決定の下に起きるわけではありません。私たちの神経系は、意識されることなく、つねに環境中の危険因子の評価を行い、判断をしています。そしてつねに優先順位に従って、その場にもっとも適応的な行動をとります。

　これは私たちの意識の外で起きていることで、意図的な思考的処理と実行機能である「意思決定」とは異なります。ある人にとっては、ある特定の物理的な状態が闘争／逃走反応を引き起こします。また、別の人が同じ状況に置かれると、完全にシャットダウンしてしまいます。ですから、「どのようなトラウマ的な出来事が起きたのか」ではなくて、その人がその状況で「どのような反応をしたのか」を理解することが、トラウマ治療にはもっとも大切なのです。ある人にとっては、トラウマ的な出来事は「ああ、そんなこともあったな」という程度かもしれません。しかし、別の人にとっては、同じ出来事でも、「生命に危険が及んだ」と判断し、それに見合った反応を起こします。彼らの身体は、「自分は死ぬのだ」と思います。そうすると、ネコに咥えられたネズミのように反応するのです。

ブチンスキー：これは戦争に行った兵士たちにも言えますか？　戦慄体験をした兵士たちは、ある人はＰＴＳＤ*を起こしますが、別の人はＰＴＳＤを起こしません。

ポージェス：そうです。ある特定の精神疾患について検討しているとき、その症状が多岐にわたるために、一つの病名に絞れないときがあります。これはレストランに行って、メニューを見ているようなものです。ある料理は、ある人にとっては軽いランチだと思えるし、他の人にとってはごちそうがたっぷりのディナーだと思えます。ある人にとっては、その料理は美味しいし、他の人にとってはまずいと感じられます。

臨床家が診断を下そうとするとき、クライアントが示す特徴を総合して考えようとします。しかしすべての人が、同じ心理生理学的な反応をするとは限りませんし、同じような特徴を持っているとは限りません。多くの臨床家は、その難しさを理解していると思います。さらに、臨床家がある診断を下したとしても、その人が、その診断名をつけられた他の患者とまったく同じであるとは限らないのです。さらに、ある人にとって有効であった治療法は、他の人にも効果があるとは限りません。

「ポリヴェーガル理論」と「迷走神経パラドクス《矛盾》」

ブチンスキー：それではポリヴェーガル理論に話を移しましょう。私たちがトラウマを理解する上で、ポリヴェーガル理論はどのように役に立つのでしょうか

ポージェス：ポリヴェーガル理論そのものの話をする前に、まず本理論がどのように生まれたかについて話しましょう。

　私が本理論について話すとき、いつも言うのですが、別に私はポリヴェーガル理論を発見しようと意図していたわけではありません。私の研究生活は、ポリヴェーガル理論を発表する前のほうが、平和だったと言えます。すでに研究はうまくいっていましたし、研究資金も十分あり、たくさんの論文が専門誌に掲載されていました。私は迷走神経の活動を計測する方法を開発しようと考え、その研究

を楽しんでいました。「迷走神経系の保護的な特性をモニターする簡単な装置が作れないか」と考えていたのです。

　迷走神経のことを少し説明しておきましょう。迷走神経は脳神経*の一つで、脳幹を起点として私たちの身体の諸器官に接続しています。迷走神経は、脳幹と内臓との間で、双方向の情報を伝える導線のようなものです。私たちは通常、迷走神経の運動機能に目を向け、心臓や内臓がこの運動経路によって制御されていると考えます。しかし実際は、迷走神経は主には感覚神経で、その八〇％の線維は内臓から脳へと情報を送っています。残りの二〇％が、運動神経経路を形成し、動的に、そして時には劇的に生理学的変化を起こさせます。

　こうした変化は、わずか数秒のうちに起きることもあります。例えば、迷走神経運動経路は、心臓の動きを遅くし、胃腸の働きを高めることができます。このように迷走神経が緊張した状態では、迷走神経系は心臓のペースメーカーにブレーキをかけます。逆に、迷走神経緊張が緩み、このブレーキが外れると、心臓がより速く鼓動を刻むようになります。心臓迷走神経経路の機能は、心拍数を抑制します。つまり、これが落ち着いている状態です。このために、迷走神経の機能は、ストレスに対抗する作用機序があると言われたりします。

　しかし他の論文を読むと、こうした迷走神経のいわゆる「良い働き」とは逆に、迷走神経により、生命の危機となる「徐脈」が引き起こされ、時には「突然死」が起きると書かれています。基本的に同じ神経、つまり迷走神経がストレスを抑制することもあれば、心臓を止め、生命を脅かし、脱糞するという作用を引き起こすのです。私が大学院で自律神経の研究をしていたとき、迷走神経は副交感神経の主要な部分で、交感神経とは正反対の働きをすると教えられました。自律神経の一つである交感神経は、可動化という機能があります。自律神経のうち、もう一つの迷走神経は、落ち着かせたり、成長させたり、回復させたりします。解剖生理学の教科書を見れば、すべて自律神経系は二つの拮抗する要素からなっていると書かれているでしょう。それを読むと、ストレス反応を引き起こす交感神経は、私たちに死を招きかねない敵であり、副交感神経は、この敵の好ましくない働きを抑制するという印象を持ってしまいます。

しかし、この互いに拮抗するシステムのバランスがとれていることが重要なのです。臨床の世界では、自律神経バランス*においては、副交感神経が優位であったほうがいいという印象があります。そうすれば私たちは落ち着くことができるからです。逆に、迷走神経の働きを抑え、迷走神経緊張を下げると、私たちは緊張し、物事に反応しやすくなり、ストレスを体験します。こうした自律神経の働きの説明は、実はごく一部しか真実ではありません。たしかに私たちの内臓には交感神経と副交感神経の両方が接続しており、ほとんどの副交感神経の神経線維は迷走神経を介しています。

しかし私が新生児の研究を行っていたときに、こうした古典的な自律神経に関する説明が一気に崩れてしまいました。当時私は、心臓の心拍と心拍の間のパターンを計測し、そこから迷走神経の情報を得る新しい方法論を開発していました。迷走神経が身体を保護する特性を研究すれば、治療の手助けになるだろうと思っていたのです。

研究の結果、以下のようなことが明らかになりました。新生児の迷走神経活動が活発で、迷走神経緊張が高いと、治療経過は良好でした。私は、呼吸性洞性不整脈（ＲＳＡ）と呼ばれる心拍数の変動を数値化し、迷走神経の働きを調べていました。ＲＳＡとは、呼吸に伴って心拍数が増加したり減少したりする現象です。研究の結果、赤ちゃんの中には、心拍間隔がほぼ一定で、呼吸のパターンに影響されない個体があること、つまり、ＲＳＡが見られない赤ちゃんがいることがわかりました。そしてＲＳＡのない赤ちゃんは、後に複雑な合併症を起こすリスクが高かったのです。

この発見をもとに私は「小児医学」という専門誌に論文を発表しました（Porges, 1992）。新生児医学および小児医学の専門家に、新生児を治療する上で心拍変動の構成要因の一つであるＲＳＡを計測することは有効である、ということを理解してもらおうとしたのです。この論文が掲載されてほどなく、ある新生児医学の専門家から手紙をもらいました。彼は手紙の中で、「私が受けた教育と、『迷走神経の活動が保護的である』という考え方は相容れない」と言っていました。彼が医学部で教育を受けていたとき、「迷走神経は人の命を奪うこともあると教えられた」と彼は書いていました。

私はこの新生児医学者が何を言おうとしているのか、すぐにわかりました。迷走神経は、急に脈が遅くなる「徐脈」や、突然呼吸が止まる「無呼吸」などの、生命を脅かす現象を引き起こすことがあると言っているのです。未熟児にとって、徐脈や無呼吸は命に関わります。彼はその手紙の中で、「迷走神経は良いものであっても、多すぎると害になるのであろう」と述べていました。そこで私は、この自律神経系の矛盾する特性について追求していくことにしました。

私は、彼の言葉を真剣に受け止め、私の研究の中で発見されたことに何か手がかりがないか、振り返りました。私の研究では、ＲＳＡが起きているときには、徐脈や無呼吸は起きませんでした。これに気がついたとき、私はこの「迷走神経パラドクス」*という概念を理解するヒントを得たのです。ＲＳＡがあるときは、迷走神経は保護的な働きをし、徐脈や無呼吸を起こすときは、生命を危険にさらすのです。

数カ月にわたり、私はこの新生児医学者の手紙を鞄に入れて持ち歩いていました。私はなんとかこのパラドクスを説明しようとしました。しかし私の知識はあまりにも限られていて、どうすることもできませんでした。そこで、このパラドクスを解決するために、迷走神経の神経解剖学をあたってみることにしました。もしかすると、この二律背反のパターンを引き起こす迷走神経の回路は異なっているのではないか、と考えたのです。

この「迷走神経パラドクス」を引き起こしていた迷走神経の作用機序を明確化したことによって、ポリヴェーガル理論が生まれました。この理論を構築するにあたって解剖学、進化学、そして二つの異なる迷走神経の働きを精査しました。一つの迷走神経系は徐脈や無呼吸を引き起こし、別の迷走神経系がＲＳＡを引き起こすのです。一つの神経系は潜在的に死をもたらします。もう一つの神経系は保護的に働きます。

この二つの迷走神経の回路は、脳幹の違った部分から発していました。比較解剖学を研究した結果、古い神経回路ができ、その後に新しい神経回路ができたことがわかりました。系統発生学に基づいた自律神経のヒエラルキーが、私たちに埋め込まれていることが明らかになったのです。この発見が、ポリヴェーガル理論の基礎になりました。

「不動」、「徐脈」、「無呼吸」は、哺乳類が誕生するずっと昔の、太古の脊椎動物において発達した防衛機制だったのです。ペットショップに行って、爬虫類を観察してみてください。そうすれば、この防衛機制を理解することができます。爬虫類を見ていると、じっとしてあまり動きません。爬虫類にとっては、この「不動状態」が基本的な防衛システムなのです。しかしハムスターや家ネズミなどの小さな哺乳類を見てください。彼らはまったく違った行動様式をとっています。小さな哺乳類はつねに動きまわっています。彼らは活動的で、社会的に交流をし、仲間とあそびます。そして動いていないときは自分たちの兄弟と身体をくっつけあっています。

ポリヴェーガル理論の構成概念は進化に基礎を置いています。系統発生学的に段階を追って、それぞれ異なる神経回路が発達し、それぞれ異なる適応行動を起こしていたのです。研究を進めるにつれ、脊椎を持つようになった生き物のうちでも、進化上より早期の脊椎動物において発達した「太古の防衛機制」が、我々の神経系にまだ埋め込まれていることを発見しました。この「太古の防衛機制」とは、「不動状態」です。闘争／逃走反応という防衛機制では、「可動化」が主要な要素です。しかし、太古の脊椎動物の防衛機制は、それとは反対のものです。「不動状態」、「擬死」あるいは「死んだふり」は、爬虫類やその他の脊椎動物にとっては適応的な行動でした。しかし哺乳類は、酸素を大量に必要とするため、こうした反応は潜在的に死に至る危険があります。哺乳類も、生命を脅かすようなことが起きたときには「不動状態」に陥ります。そして「不動状態」に陥った後、普通の状態に戻ることは非常に難しいと考えられます。これが多くのトラウマのサヴァイヴァーにも起きていることなのです。

ふたたび自律神経系について

ポージェス：ポリヴェーガル理論が提唱され、自律神経系に関する新しい適応的機能のモデルが作られました。ポリヴェーガル理論では、自律神経系の状態や反応は、交感神経と副交感神経系の相拮抗する二組の神経系の産物であるというふうには説明されていません。本理論では、自律神経系の機能は進化の階層に則って三つに分けられています。人間やその他の哺乳類には、（1）有髄化〔絶縁性の髄鞘《ずいしょう》によってニューロンの軸索が覆われること。これにより神経パルスの伝導が高速化される〕されていない無髄の迷走神経経路で、横隔膜より下の内臓の迷走神経制御を行っているもの、（2）有髄の迷走神経経路で、横隔膜より上の臓器の迷走神経制御を行っているもの、（3）交感神経系、という三つの下位システムがあります。

進化の過程で、最初に無髄の迷走神経経路が発達しました。ほとんどの脊椎動物は、これを持っています。人間やその他の哺乳類では、安全な場合には、この古いシステムによって恒常性（ホメオスタシス）*が保たれています。しかし、これが防衛に使われたときは、不動状態になり、徐脈や無呼吸をもたらします。そして代謝を落とし、シャットダウンを起こし、見た目には崩れ落ちたようになります。人間では解離も起きます。シャットダウンのシステムは爬虫類にとっては適応的です。なぜなら、彼らの小さな脳は、哺乳類に比べてごく少ない酸素しか必要としないからです。爬虫類は、呼吸しなくても数時間生命を保つことができます。一方、たとえ水中に棲む生物であっても、哺乳類であれば呼吸を止めていられるのはせいぜい二〇分ぐらいです。

爬虫類の迷走神経は無髄の太古の迷走神経です。爬虫類と違って哺乳類は、系統発生学的に二つの迷走神経回路を持っています。爬虫類と同じ、無髄の迷走神経と、それとは別に有髄化されている哺乳類特有の神経回路があるのです。

この二つの迷走神経回路は、脳幹の違ったところから発生しています。有髄の神経経路は、すばやく繊細な反応を起こします。脊椎動物の自律神経は、進化の上では最初に「不動状態」を起こす無髄の迷走神経ができました。サメや、エイなどの軟骨魚でさえ、無髄の迷走神経を持っています。

系統発生学的には、硬骨魚において交感神経ができ、内臓に影響を与え始めます。交感神経系は無髄の迷走神経には拮抗する形で機能します。ほとんどの場合、交感神経経路が増えると、無髄の迷走神経経路は減っていき、無髄の迷走神経の内臓への影響も減少していきます。硬骨魚の自律神経系は、無髄の迷走神経と、交感神経という二つの拮抗する対で構成されています。交感神経は、硬骨魚が群れをなして泳いだり、すばやく進んだり、止まったりすることを可能にします。

哺乳類では、さらに新しい回路ができます。これが哺乳類特有の有髄の迷走神経です。この新しい迷走神経回路ができると、自律神経は幅広い適応的な反応をするようになります。この二つの迷走神経は、身体の違った位置の臓器に影響を与えるようになりました。無髄の迷走神経は、横隔膜より下の内臓を副交感神経として調整します。人間の未熟児では、無髄の迷走神経が豊富にある一方で、有髄化されている迷走神経が少ないため、有髄の迷走神経が保護的に働くよりも、無髄の迷走神経によって「徐脈」が起きる可能性が高いのです。有髄の迷走神経は、横隔膜より上の臓器の副交感神経制御を行います。それに加えて、この新しい哺乳類特有の有髄の迷走神経は、顔や頭の筋肉を調整する脳幹領域にもつながっています。

直感力の優れた臨床家であれば、クライアントの顔を見て、彼らの声を聞けば、彼が今、生理学的にどのような状態にあるのかということを的確に判断することができます。人間の顔や声は、顔と頭の筋肉によって制御されています。優れた臨床家は、クライアントの顔を見たり、声を聞いたりして、その情報をもとに、その日のセッションをどう進めるのか決めていきます。

臨床家であれば、トラウマを受けたクライアントの声には韻律が少ないことに気がつくでしょう。トラウマを受けたクライアントは、声に抑揚がなく、特に顔の上部における感情の表現が乏しいという特徴があります。それに加えて、自らの行動を制御することに困難を抱えています。トラウマを受けた人は、落ち着いていたかと思うと、突然激しく反応したりします。それでは、これからトラウマにおける生理学的な特徴についてお話しします。これは個人差が大きく、状況によっても反応が異なります。

ポリヴェーガル理論により、自律神経系は、ただ単に二つの拮抗する神経系で構成されているのではなく、三つの下位システムがあるということが明らかにされました。また、この下位システムは進化の順番に沿ったヒエラルキーを形成し、新しい回路が古い回路を抑制するようにできています。このヒエラルキーは、ジョン・ヒューリングス・ジャクソン（1884）の「解体理論」[*]とも通じるものがあります。ジャクソンは、脳損傷や脳の病気を患うと、脳の回路が順番に脱抑制していくと述べています。

困難に見舞われたとき、なぜ私たちはこうした違った回路にスイッチを入れるのでしょうか。危機に瀕すると、迷走神経系は、生き残るために、まず新しい回路を発動し、順に古いものへと移動していきます。こうした移行が起きるきっかけは何なのでしょうか？　私たちは、自分の行動は自ら選んでいると思っています。しかしこれは認知的な偏見です。私たちは、ある動機づけによって行動し、その結果については自己責任であるとされています。あなたが行う選択には、どのような結果、リスク、メリットがあるのか、と問われています。しかし自律神経系の神経制御の「スイッチの切り替え」は、意図的に行われるものではありません。意図的に行っているわけではないのに、それが行動に与える影響は非常に大きいのです。

こうした「スイッチの切り替え」は、環境中の特定の「合図」に直面すると反射的に起きます。クライアントは、神経系の状態を変える「合図」については、通常意識していません。しかし自分の身体が反応していることには気がつくでしょう。例えば胸がドキドキしたり、汗が出てきたりします。

こうした反応は、意図的に起こすわけではなく、無意識に起きます。同じような反射は、臨床例にも見られます。例えば、「スピーチ恐怖症」です。スピーチ恐怖症の人が、人前に立たされると、「このまま気絶してしまうのではないか」という恐怖に襲われます。これは、意図的にそう感じようとしているわけではありません。彼らが置かれた環境の中の「合図」によって、彼らの神経系が無髄の迷走神経回路にスイッチを入れてしまうのです。

ニューロセプション：意識せずに行う知覚

ブチンスキー：神経回路は、どうやってある状況が安全か否かを判断しているのでしょうか？

ポージェス：どの神経経路が使われているのかは、まだ厳密にはわかっていません。辺縁系の防衛回路を抑制する、側頭葉を含む高次の脳を使っているのではないか、と考えられています。側頭葉は「生物学的な動き」の意図を評価しています。「生物学的な動き」とは、表情、声の韻律、手や頭のジェスチャーなどを含む身体の動きのことです。例えば、赤ちゃんを落ち着かせるのにはお母さんの韻律に富んだ声が重要な働きをしますね。しかし危険を察知する回路については、すでによく研究されていますが、安全を検知する回路の特性については、まだわからないことが多いのです。

さらに研究が進めば、危険だと判断する閾値が下がってしまい、不適応な反応を引き起こす原因に関して、幼児期の体験が大きな影響を与えているということがわかってくるかもしれません。

新しい迷走神経回路で保護されている間は、私たちは落ち着いていられます。しかし、この新しい迷走神経回路の、生理学的反応を制御する能力が失われてしまうと、私たちは「戦うか・逃げるか」という防衛反応に駆り立てられたロボットになってしまいます。闘争／逃走反応という防衛反応に陥ると、人間や他の哺乳類は、身体を動かしたいと感じます。そのような中で、孤独であったり、拘束されていて動くことができないと、私たちの神経系は、それを「自分はどうすることもできない状態である」という合図として受け取り、「不動状態」に陥ります。二つのおもしろい例をあげましょう。「闘争／逃走反応」と「凍りつき反応」が引き起こされた例です。一つ目はＣＮＮで見たニュースです。

数年前に、私は学術会議に出席していました。本会議に出席する前に、私はＣＮＮのニュースを見ていました。するとテレビの画面には、飛行機が着陸に際して非常に危険な状態になっている様子が映っていました。突風に煽られて、翼が激しく上下していました。飛行機はとても不安定な状態でしたが、なんとか無事に着陸することができました。そこで降りてきた乗客に対して、レポーターがインタビューしました。レポーターは、乗客たちが「本当に怖かった」とか「叫び声をあげた」とか、「もう自分の身体から飛び出したかった」などと答えると思っていたようです。レポーターは、一人の乗客に近づき、着陸時にひどく揺れたときの様子について聞きました。しかし彼女の答えを聞いて、レポーターは何も言えなくなってしまいました。その女性は言いました。「感じる？　いえ、何も。だって気を失っていましたので」。

この女性は生命の危険を感じたことによって、迷走神経の古いほうの回路が発動されたのです。この回路が発動すると、私たちはもう自分のことを制御することはできなくなります。しかし、意識を失うことにもいくつかのメリットがあります。例えば、痛みの閾値を上げることで、トラウマ的な状況に遭遇しても、うまく生き延びることができたりします。

性的虐待や身体的な虐待で、被虐待児が動けない状態に置かれた場合、そうしたトラウマを扱うセラピストであれば、被虐待児が、「自分はそこにいなかった」というような心理的な状態を述べるのを聞いたことがあるでしょう。彼らは、解離したか気を失っており、身体は何も感じなくなっていたのでしょう。こうした被虐待児は、トラウマ的な出来事によって引き起こされる身体的心理的な苦痛を緩衝する、適応的な反応を行ったのです。しかし問題は、このような人たちをどうやって身体に戻せるかです。解離したり、身体を感じなくするということが、かつては適応的な反応だったのですから。

もう一つの例は、私の個人的な体験です。私自身、予期せぬ生理学的状態の変化を体験しました。MRIの検査を受けたときです。私はMRIの検査には、非常に強い興味を持っていました。なぜかと言うと、私の同僚の何人かがMRIを使った研究を行っていたからです。私はMRIはどんな感じなのか、とワクワクしていましたし、MRI装置に入ることも楽しみにしていました。MRIで脳のスキャンをするには、台の上に仰向けに横になります。その台が次第にMRIの大きな磁気を発する機械の中に移動していきます。私は横になったとき、とてもワクワクしていました。一体どんな体験なのかと、胸をときめかせていました。もちろん、大変心地よい状態でしたし、心配もしていませんでした。

私を乗せた台が静かに動き出し、MRI磁気装置の小さな穴の中へと滑り込んでいきました。私の頭がすっぽりと磁気装置の中に入ったとき、私は「ちょっと待ってください。水をください」と言いました。私はMRI装置の外へ出され、水を一杯もらいました。もう一度横になり、私を乗せた台はゆっくりと磁気装置の中へと入っていきました。私の鼻が入るあたりで、私は言いました。「無理です。出してください」。私は、このように狭いところに入ることができなかったのです。パニック発作が起きそうでした。

私はこれをとても良い例だと思ってお話ししています。私の知覚、つまり認知が、身体の反応とずれていたのです。私はMRIの装置の中に入りたかったし、怖くはありませんでした。危険でないこともわかっていました。しかし私の身体に何か起きて、MRIに入ったときに、私の神経系がいくつかの「合図」を察知し、防衛反応が引き起こされたのです。つまり私を突き動かし、「ここから出たい」と感じさせたのです。

ある特定の環境におかれたとき、このような生理学的な変化が起きました。そこでは、環境を察知し、環境中のリスクを評価し、自律神経の変化を促すような「合図」を神経回路に送るというプロセスが起きていました。このプロセスを説明するには、新しいモデルが必要でした。そこで私はこのプロセスを「ニューロセプション」と名づけました。この言葉の定義については、十分注意してください。なぜなら「知覚」とはまったく違う、ということを明確にしたいからです。「知覚」は意識して行うものです。しかしニューロセプションは反射であり、意識的なものではありません。

ブチンスキー：では定義を明確にしましょう。ニューロセプションとは、周りで何が起きているかを、神経的に知覚することですか？

ポージェス：ここはよく注意してください。「知覚」と「ニューロセプション」の違いをはっきりさせましょう。「ニューロセプション」は環境中の危険因子について、意識しないで評価します。「知覚」とは、意識して行うもので意識的に検知しようとすることです。ニューロセプションは認知のプロセスではありません。これは神経的なプロセスで、意識には依存していません。ニューロセプションは環境中にある様々な「合図」や「きっかけ」を評価し、危険を察知し、こうした「合図」に適応的な自律神経系の状態をもたらす神経回路に依存しています。ポリヴェーガル理論では、ニューロセプションはポリヴェーガル理論で定義された自律神経の三つの主要な状態、つまり「安全」「危険」「生命の危機」を察知し、それにふさわしい神経回路にスイッチを入れる作用機序を表しています。またニューロセプションは、顔、心臓、そして有髄化された迷走神経を含む哺乳類に特有の社会交流システムが闘争／逃走反応という防衛反応を抑制する点においても、重要な働きを担っています。

社会交流システムがうまく働いていると、防衛反応が抑制され、私たちは落ち着きます。そしてお互いに抱き合ったり、目と目を見合わせたりして、良い気分になります。しかし危険が増すと、二つの防衛システムが優先順位に沿って発動します。危険を察知すると、私たちの交感神経系が主導権を握ります。そして「戦うか／逃げるか」という動きを可能にするために代謝を上昇させます。そして、もしそれがうまくいかず、安全が確保されないと、私たちは無髄の古い迷走神経系を発動させて、シャットダウンします。

このモデルは臨床に役立つと考えられます。防衛戦略を抑制するような治療方法を開発するためのヒントを与えてくれるからです。社会交流システムを発動するニューロセプションについても、理解が進んできました。これは哺乳類特有のもので、社会的な交流を可能にするように自律神経系の神経制御が行われることで、私たちの生理反応が落ち着き、「健康」、「成長」、「回復」が促されます。

ブチンスキー：ＭＲＩでの博士の体験は、ニューロセプションによるもので、ご自分ではコントロールできなかったのですね？

ポージェス：そうです。飛行機の中で、気を失ってしまったご婦人と同じように、私もそのときは何もできませんでした。

ブチンスキー：うまく対応することができなかったのですね？

ポージェス：まったくできませんでした。目をつぶり、外に出ていくという想像をして、気を紛らわせることさえできませんでした。一刻も早く、ＭＲＩ装置から抜け出すことしか考えられなかったのです。今はＭＲＩ検査を受けるとき、薬を飲むようにしています。するとＭＲＩ検査に対して反応をすることがなくなるので、助かっています。私はあまり薬を飲むのは好きではないですが、場合によっては、薬も大変役に立ちます。

飛行機の中で気を失ったご婦人と、私のＭＲＩの体験ですが、どちらの反応も不随意だということを理解してください。飛行機が大きく揺れたことで、このご婦人はシャットダウンを起こしました。私の場合はＭＲＩの狭い穴から抜け出さずにはいられなかったのです。もしこの飛行機に乗っていた他の乗客にインタビューをしていったら、様々な反応が見られたことでしょう。ある人は叫んだり怒鳴ったりしたかもしれません。そして身体を動かして、「飛行機から出たいと思った」と言う人もいるかもしれません。また別の人は、隣に座った人と互いに手を握り、静かに耐えていたと言うかもしれません。

非常に重要なのは、同じ出来事であっても、人によってどのようなニューロセプションの反応が発動し、どういう生理学的状態になるかが異なるということです。

ブチンスキー：例えばＭＲＩの機械に入れられたとき、「出してください」と叫んでも、もし誰も反応しなかったら、もっと古い神経が発動したということでしょうか？

ポージェス：可能性はあります。狭いところに閉じ込められ、出られないとしたら、私はどうなるでしょうか？　この体験は、押さえつけられて肉体的な虐待を受けたことと同じです。医療処置が、肉体的な虐待と同じような「合図」を身体に送る可能性があるということを私たちは忘れがちです。治療しようという意図のもとに行われたことであっても、拘束されたりするとトラウマ反応が起き、ＰＴＳＤになる可能性さえあります。

PTSDを起こす引き金

ブチンスキー：どんなことでPTSDになりますか？

ポージェス：身体が拘束されると、PTSDを引き起こす可能性があります。例えば、麻酔の処置のために身体を拘束されたとしても、PTSDを発症する可能性があります。医療、特に精神科の治療では、過去にはしばしば拘束が行われ、「患者を守るため」という理由で、拘束が正当化されてきました。しかし拘束された患者は、外傷、危険、脅威に対してより敏感に反応するようになってしまいます。精神疾患を持つ患者に関しては、自他を傷つけないようにするため、という理由で拘束が行われてきました。また外科処置では、麻酔が使えなかったり、麻酔が効かない患者に対しては、拘束が行われていました。

これをよく覚えておいてください。医療機関は、私たちの脆弱性の感覚を刺激します。このため、防衛を促すニューロセプションが起きる可能性があります。例えば医療機関では、毎日自分が受けているような社会的な支援が受けられない〔家族や友人などから引き離されるなど〕可能性があります。洋服を脱がされ、医療スタッフの前にさらされ、予測可能性が失われます。自己調整[*]をしたり、「安全である」と感じられるようなリソースが、神経系から失われてしまうのです。

ブチンスキー：コンタクトレンズや眼鏡を外すように言われますが、そうするとよく見えませんね。

ポージェス：そうです。視覚と聴覚の合図はニューロセプションが私たちの生理学的状態にどのような影響を与えるかに大きく寄与しています。ニューロセプションの中でも聴覚刺激は大切で、特に「安全であるかどうか」を判断するには、聴覚刺激が非常に重要な役割を果たしています。

お母さんが歌う子守唄*、伝統的な民族音楽やラブソングでは、歌声はそれぞれ違っていても、聴覚的には共通点があります。これらの歌声は低周波数の音を使いません。また、高周波数の声は積極的に変調されています。つまり女性の声に似ているのです。もし低周波数の男性の声で子守唄を歌っても、赤ちゃんを落ち着かせることはできないでしょう。特にバスの周波数では、なおさらです。私たちの神経系は、特定の周波数帯と、その周波数帯の中の、周波数変調に反応をします。

私はよく、《ピーターと狼》〔プロコフィエフ作曲のクラシック音楽〕の例を使います。この作品では、それぞれ特徴のある周波数帯とその周波数帯の中で、抑揚をつけた変調が巧みに用いられており、これによってニューロセプションが刺激されます。《ピーターと狼》では、友好的なキャラクターはヴァイオリン、クラリネット、フルート、オーボエで表現されています。そして捕食動物は、低い周波数で表現されています。プロコフィエフはニューロセプションにおける聴覚的刺激の効果を、直感的に理解していたのでしょう。そしてその直感を使って、配役に音をうまく割りあてています。

それでは、ＭＲＩの聴覚刺激はどうでしょうか？　ＭＲＩは非常に大量の低周波数帯域音を出します。一般的に病院は、空調システムや医療機器などが発する低周波数の雑音に満ちています。私たちの神経系は、無意識のうちにそれに反応し、こうした音の特徴を捕食動物の特徴に重ね合わせます。

そして闘争／逃走反応や、シャットダウンを起こさせる生理学的状態へと無意識のうちに移行していきます。

社会交流システムと愛着の役割

ブチンスキー：それでは愛着*について話しましょう。早期の愛着は、こうしたことにどのような影響を与えるでしょうか？

ポージェス：愛着に関する文献を調べていると、とても大切なことが欠けていると感じます。ポリヴェーガル理論で社会的交流と呼んでいるプロセスは、愛着形成に欠かすことのできない重要な要素です。しかし、過去の文献では、この社会的交流という要素に関する考察が欠けているのです。私は、良好な社会的つながりを発達させることには、二つのプロセスが重要であると考えています。一つは社会的交流、もう一つは社会的絆の確立です。

それでは、社会的交流について話しましょう。社会的交流では、声や声の抑揚、表情やしぐさなどが用いられます。さらに、社会的交流で使われる神経は、「食べる」動作も制御していて、赤ちゃんがおっぱいを飲むときには、この神経を使います。大人は、飲み込むという動作を行うために、おっぱいを飲む代わりにランチを一緒に食べに行ったり、お酒を飲みに行ったりします。食事や飲み会は社会的交流の場としてよく使われます。人が何かを「食べる」ときには、社会的交流を行う神経メカニズムが使われます。ある意味、私たちはこの「食べる」という動作で自分を落ち着かせ、他の人とうまく交流しようとしているのです。社会的交流がうまくいっているときは、人との間の心理的な距離が縮まります。そうすることによって肉体的な距離も縮まります。

生後間もない赤ちゃんは、誰と交流を持つかについてはあまり区別をしません。いろいろな違った人に抱かれ、赤ちゃんは非常に広範に適応していきます。しかし赤ちゃんがある一定の月齢に達すると、ニューロセプションのプロセスが始まり、安全を察知するようになります。そうなると、誰がよく知っている人で、自分にとって安全なのかということを察知し、相手を非常に厳密に選択するようになります。

私は自閉症*の子供と過ごすことが多いのですが、よく自閉症児を抱える親が言うのは、自閉症児がお父さんを怖がるということです。これはどんな意味があるのでしょうか？　彼らにとっては、お父さんの声が怖いのです。なぜでしょうか？　父親の声は、低周波数の音です。捕食動物を察知するために、進化の過程で低周波数の音と捕食動物とを結びつける神経回路が形成されています。臨床的な問題を抱える人たちの挙動を見ていると、ニューロセプションによって危険であるという「合図」を誤って解釈し、反応していることが多いのです。

それでは愛着の話に戻りましょう。安定的な愛着の形成のためには、安全が欠かせません。幼いときに、親、養育者、家族、その他の人たちと一緒にいて、「安全である」と感じられたかどうか、ということが、後にトラウマに関して脆弱性を持つか否かの個人差につながっているようです。

自閉症とトラウマの共通点は何か？

ブチンスキー：自閉症とトラウマについて、触れられましたね。ちょうどこの対談の前に、私は自閉症とトラウマの間には、特に聴覚についての共通点があるように考えていました。

ポージェス：そうです。いくつかの精神科領域の診断カテゴリーにおいて、この二つには共通項が見受けられます。原因が同じであるとは言えないのですが、この二つには共通した特徴があると言ってよいでしょう。しかし科学と臨床では、病気と健康に対して違ったアプローチをとることが多いようです。科学は、プロセスに注目します。臨床応用領域では、病気の内容や特定の診断について注意が払われます。ある病気に病名がつけば、病気の理解、治療、状態の改善に役立つと長い間考えられてきました。しかし、特に精神科領域においては、病名をつけることで病気の原因となっている作用機序を理解し、治療方法が確立されるのではなく、医療従事者の収入が増えるという事態に結びついていました。病名をつければ、その病名に関しての保険請求コードが使えるというわけです。しかし、こうした「レッテル貼り」は、神経生理学的な作用機序についての理解にはあまり役に立ちませんでした。

科学者は、臨床で病名をつけるレッテル貼りにはそれほど興味がなく、潜在的なプロセスに関心を持っています。いくつかの臨床的な疾病には、根底に共通のプロセスがあります。しかしこうした共通のプロセスは、連邦保険基金や、特定の疾病だけを研究している財団にとっては価値のないものでした。特定の臨床的診断に役に立つようなバイオマーカーを同定することに、多くの研究費が使われてきましたが、疾病をまたいだ共通のプロセスに対する研究は限られていて、研究費もつかないのです。そして残念なことに、これまではすべての精神疾患は生物学的なもので、遺伝や脳の構造によるものだと考えられてきました。そして、莫大な研究費をつぎ込んできたバイオマーカーや生物学的特性の研究は、さしたる成果が上がっていません。

いくつかの精神医学的診断において、共通項が見受けられます。一つは聴覚過敏です。聴覚過敏は、特定の精神疾患にだけ見られるわけではなく、ある特定の疾病を特徴づけるものでもありません。ですから精神科領域の研究者たちの間では、聴覚過敏についてはほとんど関心が払われなかったのです。しかし聴覚過敏を起こす神経回路の潜在的な作用機序が明らかになりました。そして聴覚過敏を持つ人は、同時に表情や声の韻律に乏しく、迷走神経による心臓のコントロールの抑制が弱いという共通項が見つかったのです。

トラウマを持つ人を注意深く観察し、話を聞いてみると、彼らは人が多いところに行くのを嫌がります。なぜなら、うるさいと感じるからです。また騒音の中で人の声を聞き取ることが、とても難しいと感じています。自閉症の人も同じことを言っています。自閉症を持つ人は、音に対して過敏であるにもかかわらず、人間の声を抽出し、理解することに関しては困難を抱えているという、聴覚的パラドクスに悩まされてきました。

抑うつや統合失調症*などの精神疾患を持つ人にも、同じような傾向性が見られます。彼らは聴覚過敏があるだけではなく、行動を制御することが難しく、表情で感情を表現することが苦手です。そして声に抑揚がなく、心拍数が高く、迷走神経の心臓への働きが弱いのです。そのため、すぐに自己防衛的な反応をしてしまいます。この一連のプロセスは、自分の感情の表現と相手の感情の検知に関わるもので、哺乳類の新しい迷走神経によって制御されている社会交流システムを構成しています。この迷走神経は、脳幹の一部によって制御されています。

表情豊かに、声に抑揚をつけて話しているとき、その人は中耳の筋肉を収縮させています。こうすれば雑音の中でも人間の声を聞き分けることができます。ニコニコしながら話している人を見つめているとき、私たちの中耳の筋肉は収縮しています。こうしていると、雑音の中から人間の声を聞き分けることができるのですが、それには代償が伴います。

人間は進化の過程で適応していき、社会交流システムのために代償を払うことになったわけですが、これが実はポリヴェーガル理論で、精神科領域の疾病を理解する上で役に立つ、非常に重要な点でもあるのです。進化の過程で、捕食動物と関連づけられてきた低周波数の音を聞き分ける能力を、社会交流システムを発動するために抑制しているのです。自閉症を持つ人と、ＰＴＳＤやその他の精神疾患を持つ人は、防衛反応を抑制し、社会交流システムをもたらす機能が損なわれています。しかしながら、社会交流システムがうまくいかない代わりに、捕食動物の出す音を聞き分けることができるのです。社会交流システムを抑圧することによって、彼らは後ろから迫ってくる人がいないかどうかを聞き分けることができます。危険に耳を澄ませているような生物行動学的状態では、雑音の中から低周波数の音を聞き分けることはできますが、人間の声に関連づけられた高周波数帯の音を抽出することは難しくなってしまうのです。

ブチンスキー：ということは、彼らの中耳の構造は違っているのでしょうか？

ポージェス：そうですね、ある意味そうとも言えます。しかしこうした違いが永久に続くと考えるのは間違いです。たとえ話をしましょう。あなたはどこに住んでいますか？

ブチンスキー：コネチカット州のストアーズという町です。

ポージェス：わかりました。それでは港町のニューヘブンを歩いているところを想像してみてください。そこはあまり安全な街ではありません。あなたは誰かと一緒に歩いていて、その人がしきりにあなたに話しかけています。あなたはその人の言っていることを、理解することができるでしょうか？あるいは、あなたの後ろから近づいてくる人の足音に耳を澄ませているでしょうか？

ブチンスキー：私は聞き耳を立てていると思います。

ポージェス：そうです、この聞き耳を立てている状態は、人が話していることではなく、あなたの後ろから近づいてくる足音がよく聞こえる状態です。新しい環境にいて、危険が察知された場合には、社会交流システムがオフになり、覚醒・警戒状態に入ります。認知の観点からは、「注意を向ける」という言い方をしますが、神経生理学的なモデルから行くと、これは注意をどこに向けているのか、ということとは少し異なります。これは私たちの生理学的な状態が変わったということなのです。中耳の構造の神経緊張を緩め、捕食動物が出す低周波数帯の音をよく聞き取れる状態になっているのです。その代償は、人間の声が聞こえにくいということです。

ブチンスキー：そして、これは不随意だということですね？

ポージェス：そのとおりです。人間の声に注意を払っているときは、あなたの命に脅威を与えるものの音を聞いていないことになります。

ブチンスキー：つまり本当は注意を払わなくてはならないときに、その音を聞いていないということなのですね。こういうときには、構造学的、生理学的にどのようなことが起きているのでしょうか？

ポージェス：危険に気づかず、人間の声に注意を払い続けているということは、彼らの神経は、潜在的に危険を孕んだ捕食動物ではなく、人間の社会的な声を優先させているということです。

神経系が安全と危険をどのように優先順位づけするかは、人によって異なります。新しい環境に入ったとき、ある人は反射的に過度に警戒的になり、みんなの話に加わるのをやめてしまいます。別の人は、おしゃべりに夢中になり、いよいよ誰かが後ろに迫ってきて危険なことが起きるまで気づきません。

ポリヴェーガル理論は中耳構造の神経制御の適応的特徴を重要視していますが、様々な特徴を持つ下位集団において、中耳の筋肉の神経制御不全と、言葉の発達の遅れの関係性について考察することができます。わかりやすく言うと、育った環境が危険であるとか、家庭が安全ではない場合に、子供の言葉の発達が遅れる可能性があります。このような環境で育った子供たちは、通常であれば、捕食動物が出す声に注意を払います。そして彼らの神経系は、危険に耳を澄ませることを容易にやめようとはしないでしょう。彼らの言語の遅れは、人間の声をはっきりと聞き取る能力が欠けているからなのでしょうか？　人間の声を抽出するように、内耳の神経が適切に調整されていないと、言葉の意味を理解することが難しくなります。中耳の筋肉の緊張が弱い場合、子音によって表現される高周波の和音が聞き取れなくなります。つまり誰かが何かを話しているのはわかるのですが、その音が何を意味しているのかがわからないのです。

ブチンスキー：おしゃべりしている音は聞こえるけれど、意味がわからないのですね？

ポージェス：そうです。単語の意味は、語尾の子音の検知によります。子音の周波数は、母音の基本的な周波数よりも高いのです。もう一つ例をあげましょう。加齢によっても、やはり高周波の音が聞きづらくなります。そのため人が何を言っているのかがよくわからなくなります。特に周りに雑音があると、余計聞き取りにくくなります。

ブチンスキー：そのとおりですね。

ポージェス：もちろんすべての人とは限りませんが、一部の人はそうですね。年齢を重ねると、バーやうるさいレストランなどでは、人が話しかけてきても言葉の最後の音を聞き取ることができません。相手が何か話している、ということはわかるのですが、何を言っているのか理解することができません。私たちが一〇代や、学生だった頃、コンサートやバーに行き、初対面の人と話すことがあったでしょう。当時はうるさいところでも、互いの言うことを聞き取ることができました。しかし年がいくと、こうした場所はうるさすぎると感じます。若いときは、言葉が聞き取れないなどということはありません。全部聞き取れるのです。なぜなら中耳の構造を制御する神経システムが、よく機能していたからです。しかし年を重ねると、それが変わってくるのです。言語や社会的なスキルの発達はどうでしょうか？　もし生まれたときから、お年寄りのように中耳の神経制御の機能がよく働かず、人の声が聞き取りづらいとしたら、小さな子供が言葉を学ぶにあたっては、どんなに大変でしょうか。特に周囲の騒音から人間の言葉を抽出することができなかったら、さぞ苦労することでしょう。自閉症の子供が体験しているのは、このような世界なのです。

自閉症の治療

ブチンスキー：それでは治療についてですが、まず自閉症の子供の治療から始めましょう。そして後から、ＰＴＳＤ患者の治療についても話をしたいと思います。

ポージェス：ポリヴェーガル理論ではＰＴＳＤも自閉症も、一つのカテゴリーにまとめることができます。その中心になっているのが、私たちが他の人を安心させることができるかどうかということです。「安全である」ということは非常に大きな影響を持ち、文脈、行動、精神的なプロセス、生理学的な状態も含んだ幅広い状態によって決まります。もし私たちが「安全である」と感じるなら、顔の筋肉を制御する神経回路にアクセスできます。それは、闘争／逃走反応やストレス反応を抑制する、有髄の迷走神経回路にアクセスをしているということです。防衛反応が抑制されると、私たちは遊んだり社会的な交流をしたりすることができます。

ここで「あそび」*について話してみたいと思います。精神的な疾病があると診断された人たちの多くは、「あそぶ」ことができないという特徴があります。様々な診断名をつけられた人たちを見ると、彼らは自発的にあそぶことができなかったり、ユーモアを持って互いに交流しながらあそぶことができないのです。

一人遊びは「あそび」の中には入れていません。コンピュータゲームやパソコンを眺めることや、道具を使って一人で遊ぶことは、「あそび」ではありません。私の言う「あそび」とは、社会的な交流を必要とするものです。身体を動かすためには、交感神経の活性化も必要ですが、顔と顔を見合わせ、社会交流システムによって交流することによって、交感神経の過度の活性化を抑制しています。ポリヴェーガル理論では、「あそび」は生理学的状態や行動を互いに協働調整する、社会的な交流システムを用いた「神経エクササイズである」と考えています。一方、一人でコンピュータやゲームをやっているときは、自己調整を行っていると考えられます。

ブチンスキー：もう一度お願いします。確認したいのですが、「あそび」には何が必要ですか？

ポージェス：私のイヌが遊んでいる様子をお話ししましょう。私は日本の「狆《ちん》」という種類の小さなイヌを二匹飼っています。体重は四キログラムほどです。お互いに追いかけっこをして、家中走り回ります。一匹が鬼になって、もう片方を追いかけます。そして後ろ足に咬みついて捕まえようとします。咬まれたほうは立ち止まって後ろを見ます。そしてお互いに顔と顔を見合わせます。こうしてお互いに、「これは攻撃的な行動ではなく、『あそび』なのだ」ということを確認します。顔と顔を見合わせることによって、イヌたちは、こうした咬むという行動は「あそび」であり攻撃ではないのだ、と確認するのです。このように、顔と顔を見合わせるという行動をとることによって、社会的交流を図り、可動化を促す交感神経の興奮を抑制します。そうすることによって、一連の活発な行動が闘争／逃走行動という、攻撃的な行動に変容しないようにしているのです。

講演で、よく二つのビデオを見せます。Dr．Jとラリー・バードという、ずいぶん昔に引退したバスケットボール選手のビデオです。私は最初に二人が仲良くしている様子のビデオを見せます。二人はバスケット・シューズの宣伝をしています。その次に、お互いに敵味方に分かれてバスケットボールをしている場面のビデオを見せます。ここでは多くの身体接触が行われています。お互いにぶつかりあい、相手を手で押しのけたりしています。この非常に活発な物理的接触が起きている間に、Dr．Jが誤ってラリー・バードの顔を打ってしまいます。バードは床に倒れます。Dr．Jは、バードを見ずに歩き去ります。Dr．Jは、バードに対し、自分が行った行為は闘争／逃走行動ではなく、「あそび」なのだと示すのに必要な「合図」を送りませんでした。するとバードの身体は防衛的に反応します。そしてDr．Jに向かっていき、彼を突き飛ばします。そしてお互いにパンチを浴びせあうのです。

このビデオの例からもわかるように、自分のとった行動が、相手の期待したとおりでなかったときには、顔と顔を見合わせることによって修復を行うということが、人間やその他の哺乳類で行われているのがよくわかります。あそぶときには、闘争／逃走行動に代表される防衛反応を可能にするような生理学的状態に入り、「可動化」します。そして、お互いに顔を見ることによって、お互いの身体的な防衛反応を抑制するのです。もし誤って相手を叩いてしまったら、「ごめんなさい」と言います。私たちは、声や表情を使って、自分たちの状態を表します。そうすることによって、相手の神経系が、「これは攻撃ではない」と解釈するように働きかけるのです。

「あそび」は可動化を必要とします。しかし、身体を動かしていることが攻撃に変容しないように、「あそび」の中では、顔と顔を見合わせることがとても大切なのです。遊んでいるとき、私たちは闘争／逃走行動によく似た行動をします。しかしそういうことをした後には、必ずお互いに顔と顔を見合わせるのです。すべての哺乳類は、あそんでいるときはこのような行動をとっています。

大人があそんでいるときにも、同じような様式が見られます。激しく動いたかと思うと、顔と顔を見合わせて、動きを抑制します。ダンスなどは、この良い例です。また、多くの団体スポーツは、アイコンタクトを含む、顔と顔を見合わせることを必要としています。また、顔と顔を見合わすことができない場合には、声でお互いにコミュニケーションを取り合っています。

しかし、ランニングマシンでエクササイズをしているのは、「あそび」ではありません。ポリヴェーガル理論における「あそび」というのは一人で行うものではありません。「あそび」とは、相互交流的なもので、顔と顔を見合わせたり、韻律に富んだ声など社会交流システムを使うことが求められます。

この点から言うと、「あそび」というのは攻撃性を行使することとは異なります。「あそび」というのは、むしろ哺乳類に特有の社会交流システムを用いた「神経エクササイズ」です。これは攻撃を伴う防衛反応を、社会交流システムを活性化することによって囲い込み、闘争／逃走行動を抑制することです。「あそび」は、系統発生学的に古いシステムをより新しいシステムで抑制するという神経系の「エクササイズ」なのです。つまり交感神経の興奮による可動化を、有髄の迷走神経による社会交流システムによって抑制していくのです。そして病理的な診断がつけられた人にとっては、こうした「あそび」をすることが難しいのです。

ブチンスキー：それでは、このことと治療とはどのように関係しているのでしょうか？

ポージェス：治療という観点からは、「安全である」ということが非常に重要です。治療を成功させるためには、「安全である」と感じることが必須です。治療が成功しているということは、クライアントが「安全である」と感じられる状態を作り出す神経エクササイズがうまくいっていることであると言ってもよいでしょう。そして社会交流システムを通して、防衛戦略を抑制する能力をクライアントに提供する、これが治療の成功であると言えます。顔と顔を見合わせることによって、社会交流システムを活性化する神経エクササイズを行い、有髄の迷走神経を用いて交感神経の興奮を抑えていきます。「あそび」は、文字通り治療的なモデルであると言ってもよいのです。

これは、相互交流的な社会交流システムを用いることによって、自律神経の状態を制御していくことに他なりません。従来の、会話をもとにしたセラピーであっても、それは神経エクササイズの一種であると言えます。

クライアントが「安全である」と感じるためには、まず治療的な環境を物理的に整えていくことが必要です。臨床家は、クライアントがニューロセプションを通して危険かもしれないと感じるような音を取り除き、クライアントが落ち着き、「安全である」と感じられるような場を提供する必要があります。「捕食動物が来た」と私たちの神経系に思わせるような低周波数の音を取り除くことも重要です。また柔らかい声の歌声や、韻律に満ちた声を出すことも有効です。臨床家自身が、多様なイントネーションを持つ、韻律に富んだ声で話すことも、とても重要です。臨床家は、声の大きさで抑揚をつけるのではなく、韻律によって抑揚をつけて話し、クライアントが「安全である」と感じられ、落ち着いた状態へと導くことが大切です。もし臨床家が大きな声を出せば、クライアントは攻撃されたと感じ、反射的に防衛を行うような生理学的な状態に移行するでしょう。

生理学的な状態は、クライアントの反応や感情を決定づけます。ですから臨床家は、ニューロセプションの多大な影響力について理解する必要があります。クライアントが落ち着き、臨床家を信頼するような状態に持っていくためには、適切な「合図」を出す方法を理解する必要があります。クライアントがどういうときにニューロセプションによって防衛的になるかをよく理解すれば、クライアントとの関係作りについて直観的な理解を持つことができるでしょう。社会交流システムを基礎とした神経エクササイズによって、クライアントのレジリエンスを高めていく方法についての手がかりが得られます。神経エクササイズを行いながら、セラピストとクライアントは、どんなときに防衛反応を引き起こす反射が起こるのか、よりよく理解することができるようになるでしょう。向社会的な行動がとれるときはどのような生理学的状態なのか、トラウマ的な出来事に反応するときはどのような生理学的状態なのかを理解することが非常に重要です。こうすることによって、自らの意思で病気になってしまったという誤解や、そのために生じる恥の感覚を軽減させることができるでしょう。トラウマのクライアントは、こうした恥の感覚を背負っています。

私は、治癒させると言っているわけではありません。こうした精神疾患を抱えた人たちが、もう少し生きやすくなるために、症状を抑えることについて話しています。生理学的状態が変化することによって、その状態にふさわしい行動がとれるようになることを理解すると、クライアントが闘争／逃走を引き起こす生理学的状態に入っているときには、社会交流システムを活性化させることは難しいということもわかるでしょう。クライアントがシャットダウンに入っている場合には、機能的に言っても、社会的な交流に対しては反応することができません。ですからクライアントが社会的交流を持てるような生理学的な状態を作り出すことに治療の目的を置くことが大切です。まず初めに、クライアントは今までの体験から、安全な環境にいることに慣れておらず、ニューロセプションが安全を感知することが難しく、社会交流ができるような生理学的状態にアクセスするのが難しいのだということを学ぶ必要があります。したがって、危険であるとか生命が危機にさらされていると感じてしまうニューロセプションを起こさせるような感覚的な「合図」を、治療環境から徹底して排除することが重要なのです。

ブチンスキー：病院では防音するべきでしょうか？

ポージェス：そうですね。ニューロセプションを通して、「安全である」と感じ、落ち着いた生理学的状態に入ることができる「安全地帯」を作る必要があるでしょう。病院は、本来このような安全な場所であるべきです。なすすべもなく、自分を守ることなどできないと感じるような場所であってはいけません。入院すると、病院内には安全だと感じられるような場所はほとんどありません。パーソナルスペースはすべて侵害されてしまうのです。多くの人がこういう体験をしていると思います。

ブチンスキー：そうですね。それはどういう意味があるのでしょうか？

ポージェス：それは、あなたは病院では安全ではない、ということです。ということは、身体は、「健康」や「回復」を促す状態ではなく、防衛反応を引き起こす状態にあります。身体が防衛的な状態に入ると、回復が阻害されます。心理的には、信頼が失われ過度に警戒的になり、社会交流システムはオフになります。あなたの身体にいろいろなものを刺し込んでくるような人々に囲まれている環境では、社会交流システムにアクセスすることができないのです。

ブチンスキー：そうですね。あるいはあらかじめ計画を知らせておいてくれれば、ある程度予測可能性ができて安心ですね。

ポージェス：そうです。私たちの神経系は予測可能性を好みます。

ブチンスキー：それではトラウマやＰＴＳＤの患者はどうでしょうか？

ポージェス：私はいつも、臨床家に今までとは違ったことをやってほしいと話します。私は臨床家に、「トラウマを受けたクライアントに対し『あなたの身体がそのように反応したことを祝福してください』と伝えてください」と言うことにしています。

トラウマのような非常に深い生理学的、行動的な状態を一旦体験すると、たしかに今の社会生活に困難をきたすことがあるでしょう。それでも、あなたの反応は正しかったのです。ですからトラウマを受けた人たちは、自分たちの身体がそう反応したことをお祝いするべきなのです。なぜかと言うとあなたの身体がそのように反応したからこそ、あなたは生き残ることができたのです。その反応は、あなたの命を救ったのです。あるいはひどいケガを負わずに済んだのです。例えば、レイプのような暴力的な状態で、加害者に抵抗すれば、殺されていたかもしれません。ですから罪悪感を持つ代わりに、そのように身体が反応したということを大いに喜んで、お祝いしてくださいと言います。トラウマを抱えている人は、人と親しくしようと思ったのに、自分の身体が言うことを聞いてくれなかったことで、罪悪感を持つことがあります。こうした状況でどのようなことが起きているのかは、あとで説明します。

このようなごく単純な内容をクライアントに話してあげただけで、クライアントが自然に良くなった、という電子メールをたくさんの臨床家から受け取るようになりました。クライアントが「自分のしたことは失敗だった」と思わなくなり、そこから癒しが促されたのだと考えられます。

私は、もう一つ大切なことをいつも伝えています。それは、「身体の反応に『悪い反応』などというものはない」ということです。身体はいつも適応的な反応をします。私たちの神経系は、生き残るために最適なことをしただけなのです。だから私たちは、神経系が行ったことを尊重しなくてはなりません。私たちが、自分の身体の反応を尊重するようになると、自罰的状態から抜け出して、自分自身を大切にすることを始め、それによって治癒が促されるようになります。

では、実際のセラピーではどのようなことが起きているでしょうか？　しばしば臨床家はクライアントに、「あなたの身体は適切に機能していない」と伝えます。つまりクライアントは、今のままではだめなのだ、と言われているのです。今の状態を変えなければいけないというわけです。ですからこのようなセラピーは個人の状態を評価し、点数をつけているのです。私たちは点数をつけられると、基本的に防衛的な状態になります。つまり安全な状態ではいられないのです。

ブチンスキー：これは教育にも言えますね。

ポージェス：そうです。私は「マインドフルネス」の講義をしますが、そこでは「『マインドフルネス』は安全であると感じることが必要だ」といつも言っています。もし私たちが安全だと感じられないなら、絆をつくったり、人間らしくのびのびと創造的になれるようなすばらしい神経回路を使うことができなくなってしまうのです。もし安全な環境を作ることができれば、私たちは社会的になり、学んだり良い気分になったりする神経回路を発動することができるのです。

LPP——リスニング・プロジェクト・プロトコル：理論と治療

ブチンスキー：博士が開発された治療の方法について教えてください。

ポージェス：はい、この方法論については、一九九〇年代後半から研究を続けてきました。ポリヴェーガル理論を基礎として、感覚を刺激する技術です。ポリヴェーガル理論では社会交流システムを非常に重要視しています。中耳の筋肉を緊張させ、韻律に富んだ声を出すときには、神経フィードバックにより、私たちは背景の雑音から人間の声を抽出して聞き取ることができるようになります。この能動的な聞き方により、生理学的状態が変わり、人は自然に社会性を発揮するようになるのです。これは、お母さんが抑揚に富んだ声で赤ちゃんをあやすときに見られます。大きな変調があり、とても韻律に富んだ声を聞くと、このような状態が引き起こされます。これは「安全である」というニューロセプションを促すような聴覚的な「合図」を送る、とてもシンプルなモデルです。この介入方法を、自閉症を持つ子供たちに試験的に実施しました。すると驚くべき結果が得られたのです（Porges et al., 2013, Porges et al., 2014）。

この一〇年間で、二〇〇人以上の子供と、数人の大人が聴覚刺激の介入を受ける研究に参加しました。その結果、聴覚過敏が軽減し、聴覚の機能が改善し、社会的な行動を自発的にとることが増加し、ＲＳＡとして計測される、心臓に対する迷走神経の制御が増加しました。

ブチンスキー：この二〇〇人は自閉症だったのでしょうか？

ポージェス：そうです。ほとんどが正式な自閉症の診断を受けていました。ここであなたの質問を受け、新たに自閉症を持つ人たちへの研究を行うことについての疑問が湧いてきます。自閉症の子供たちについて研究を進めていくと、自閉症という診断カテゴリーは、それほど具体的なものではなく、同じ自閉症の中にも様々な症状や特徴が見られることがわかりました。自閉症の診断に用いる特徴の定義は、あまり整理されていないようでしたし、神経生理学的な共通原理とも異なっているようでした。そこで私は、自閉症の治癒という物議を醸すような研究に取り組むのではなく、聴覚過敏に特化して研究を行うほうが、世の中の役に立つだろうと考えました。

自閉症は非常に複雑な疾病で、自閉症と診断された本人も大変ですが、家族も様々な影響を受けます。自閉症を治癒させることができると言うと、研究者の間にも反対の声が上がります。一旦自閉症の診断を受けると、原因不明の遺伝的な理由、あるいは脳神経系の機能の問題により、生涯治らないと考えられています。精神医学会では、症状が改善した場合には、そもそも自閉症の診断自体が間違っていたのであり、治癒したわけではないと考えます。ですから、こうした議論に加担するのではなく、私は聴覚過敏の介入に的を絞ることにしたのです。

聴覚過敏の作用機序を明確化し、介入の効果を定量化するために、私たちの研究チームは、中耳の構造の機能を客観的に計測する方法を開発する必要がありました。私の研究室から育っていったグレッグ・ルイス（Greg Lewis）という大学院生と共に、この一〇年間、中耳の伝達関数*を研究してきました。その結果、中耳の伝達関数を計測し、どのような音が中耳を通り、実際に脳に到達するのかを同定することに成功しました。私たちはこの機器を、「中耳吸音システム（ＭＥＳＡＳ）」と名づけました（Porges & Lewis, 2011）。

このＭＥＳＡＳを使い、ＬＰＰ*によって変調された音の、どれが実際に脳に到達し、どれが鼓膜に当たって跳ね返ったのかを計測しました。私は、ＭＥＳＡＳを使って、予備実験を行った後、三つの臨床実験を行い、ＬＰＰの評価を行いました。中耳の筋肉が緊張している場合には、より高い周波数の人間の声が中耳を通過し、聴覚神経から脳に情報が届けられました。一方で、ほとんどの低周波数の音響エネルギーは、鼓膜で遮断されます。鼓膜はちょうどティンパニ〔太鼓〕のような働きをしています。中耳の筋肉が緊張し硬くなっているときには、鼓膜は硬くなり、高いピッチの柔らかい音が脳に届きます。一方、鼓膜が緩んでいるときは大きくて低い音が脳に届き、高音は背景の雑音によってかき消されてしまいます。

低いピッチの音を聞くと、私たちの神経系は捕食動物が近づいてきたと解釈する傾向があります。このように捕食動物が近づいてきたことを察知することができる能力は、一方で人間の声を聞くことを難しくしています。ＭＥＳＡＳによって、中耳の筋肉がどのような機能的な働きを持っているかということを、客観的に計測することができるようになりました。

ＭＥＳＡＳによって、中耳の伝達関数の個人差の定量化に成功しました。つまり、雑音がある中で人間の声を聞き分ける能力を判断することができるのです。健常者においても、作用を見ることができます。ＭＥＳＡＳを使えば、介入によってどのような反応が起きたのか、ということを客観的に計測することができるのです。これは画期的なことです。なぜなら、この機器が開発される前は、聴覚過敏を評価するには単に主観的な感覚に頼るしかなかったのです。しかも、実験対象が子供で、その子がうまく話せないとしたら、子供たちの主観的体験については、親に聞くしかないのです。ですから、親が子供を正確に観察していない限り、正確な情報を得ることができませんでした。

ＬＰＰの実験に参加した子供の父親が、彼の自閉症の息子に関する興味深い話をしてくれました。介入前、息子さんは嫌な音を聞くと両耳に指を突っ込む癖があったと言います。自閉症の子供たちが嫌いな音を聞いたときに、耳に指を突っ込むのはよくある反応です。昨年このお子さんは、障碍を持った子供たちのための「スペシャル・オリンピック」に参加しました。この父親によると、スタートラインでピストルが鳴ると、他の子供たちは全員耳に指を突っ込んで立ち止まってしまったということです。しかし彼の息子さんだけは走り出して、一等賞になったというのです。

何が言いたいかと言うと、私たちが開発した方法によって、多くの子供たちの聴覚過敏を治療することができるようになったということです。もう一つ、非常に重要なことは、このように聴覚過敏が軽減し、聴覚機能が改善すると、とても良いことがあるのです。聴覚過敏が軽減してくると、人間の声をよりよく聞き取れるようになります。そして言語の発達も促進されるのです。まだＰＴＳＤの患者には試していませんが、虐待を受けた子供に対するＬＰＰによる介入の研究を行っています。初期の結果からは、良い反応が観察されています。

ブチンスキー：子供を対象に、中耳の機能を計測する方法が開発されたということがわかりました。何が起きているのかがわかったところで、どのような治療を行ったのでしょうか？

ポージェス：LPPのことを説明するのを忘れていました。思い出させてくれてありがとう。

このLPPは、聴覚的な刺激を聞くだけの、とてもシンプルなものです。LPPでは、ボーカルの入っている音楽を使います。なぜなら人間の声の韻律を強調したいからです。声の韻律について、さきほど話した内容を覚えていますね？　韻律に満ちた声を聞いていると、私たちの神経系は「安全である」と感じられるような生理学的な状態を機能的に引き起こすようになっています。

この知識をもとに、私たちは特注のコンピュータ・アルゴリズムを用いて音楽を処理し、ボーカルの入った音楽の韻律を増幅させました。それを聞いていると、時々音楽が聞こえなくなった、と感じることがあります。本当に小さな音になるのです。そしてまたよく聞こえるようになり、少しするとまたかすかな音になります。音がかすかになってくると、私たちはなんとかそれを聞き取ろうと頑張ります。声が聞こえなくなると、何かを失ったような感覚に陥り、再び声が戻ってくると、またうれしい気持ちになるのです。

周波数帯の調整を行うことによって、私たちは音響の世界に、出たり入ったりします。この介入の目的は、お母さんが赤ちゃんをあやすときのような、韻律に満ちた声によって、「安全である」と感じるニューロセプションを司る神経系を刺激することです。LPPでは、音を大きくしたり小さくしているのではなく、韻律を増減しています。LPPでは、ボーカルの声が非常にメロディー豊かで、抑揚をつけたように聞こえます。それに加えて、自己防衛反応を引き起こすような低周波数の音は除外してあります。このように手を加えた音響刺激を、静かな部屋で子供に聞かせます。こうした自閉症の子供たちは、他に刺激があると対応することができなくなってしまいます。例えば、他の人が同じ部屋にいるだけでも、集中することが難しいのです。

ＬＰＰを行うときは、まず子供を生理学的に落ち着いた状態にし、「安全である」と感じられるようにします。そして、子供にこの変調させた聴覚刺激を与えます。子供が変調された音楽を聴くことで、神経系が過度の警戒状態を脱し、自己防衛の必要を感じなくなると、子供の神経系は中耳の筋肉を制御できるようになり、こうした状態がもたらす神経生理学的な良さを享受することができます。

神経系はもともと、韻律に富んだ声を聞きたいという欲求がすでに備わっているので、神経系が欲している刺激を与えるのです。私の考えでは、この介入は受け身になって音を聞くという「神経エクササイズ」だと考えています。ＬＰＰを受けた子供たちを観察していると、彼らの社会交流システム全体が刺激され、機能し始めていることがわかります。子供たちの表情筋がより豊かに動くようになり、声にも韻律が増していきます。子供たちは、自分の声もよく聞き取れるようになります。生理機能としては、ＬＰＰにより、迷走神経による心臓の制御も改善しました。それによりさらに生理学的な状態が落ち着き、もっと声に韻律が生まれます。現在、このＬＰＰは、Integrated Listening System社から Safe and Sound Protocol《セーフ・アンド・サウンド・プロトコル》（ＳＳＰ）という名前で、臨床家に向けて販売されています。

A Portal to Social Engagement　https://integratedlistening.com/ssp-safe-sound-protocol/〔英文サイト〕

音楽はいかに親密性を促進するか：「安全である」という合図

ポージェス：ジョニー・マティスという歌手を覚えていますか？

ブチンスキー：覚えています。

ポージェス：あなたは今、まるで彼のあのささやくような声で答えましたね。ジョニー・マティスの声について、何か覚えていることはありますか？

ブチンスキー：とても穏やかで、一緒に歌いたい感じがしました。

ポージェス：あなたが若い頃、何か特定の状況で彼の歌を聞いたのではないですか？

ブチンスキー：そうかもしれません。

ポージェス：若者が、お互いに身体的に近づきたいと思ったときに、彼の音楽をかけたのではないでしょうか？

ブチンスキー：そのとおりです。

ポージェス：私は若いときには、ジョニー・マティスの韻律に富んだ歌声の特徴について、どういう意味があるのかわかっていませんでした。彼の声が、私たちが「安全である」と感じるようなニューロセプションの経路を刺激するなどとは、知らなかったのです。しかし私たちが「安全である」と感じると身体的な接触を楽しむことができるのです。ある意味、ジョニー・マティスによって防衛反応が大幅に抑制されるのです。

ジョニー・マティスを聴いているとき、あなたは身体で何を感じていたか思い出してください。それを思い出すと、音楽を聴くというセラピーにどんな効果があるのか想像できると思います。ジョニー・マティスの歌声の周波数帯を変調すると、お母さんが赤ちゃんに子守唄を歌ってやるような状態と似てきます。先ほども、ジョニー・マティスの歌声を頭の中に思い浮かべてみただけで、すぐにあなたの声の抑揚が変わりました。

LPPは、集中的な長期にわたる治療ではありません。わずか一日一時間、計五時間だけのセッションです。だいたい、効果は三日目から現れます。最初の二日間は子供たちに環境に慣れてもらうためにあります。

私たちの神経系は、「ジョニー・マティスが私たちの防衛反応のスイッチをオフにしてくれるのを待っている」と言ってもいいでしょう。私たちはそこに座って韻律に富んだ歌声を待っているのです。そして私たちが韻律に富んだ声を聞くと、それに伴って神経的な反応が起き、私たちの生理学的状態が変わるのです。

このような韻律に富んだ歌声は私たちの心を虜にしますが、対照的に、大学の教授が一本調子でしゃべっているところを想像してみてください。これもまたニューロセプションによって生理学的状態が変化する良い例です。一本調子の声を聞いていると、退屈で眠たくなります。ベン・スタイン〔コメディアン〕が演じた役を覚えていますか？　ベン・スタインは、こういう退屈な大学教授の役柄を面白おかしく演じています。声の抑揚がない人は、どんなことを言っているのか聞き取ることが難しいのです。聞き手は、そういう話し方では話に引き込まれません。なぜかと言うと、声に魅力がなく、そこから情報を抽出したいと思わせないからです。声が興味や関心を引きつけるということは明らかであるにもかかわらず、教育システムを始めとした認知偏重の世界では、この点についての理解が十分になされていません。認知偏重の世界では、言葉の内容に重きが置かれ、どのような抑揚で話されたかについては、それほど注意が払われていません。

セラピーが成功するか否かは、セラピーが行われる環境中の「合図」にかかっているということを、セラピストはよく理解しておくことが重要です。背景の雑音によって、クライアントの生理学的な状態が変わり、クライアントが十分にセラピーの恩恵を享受できなくなってしまう可能性があります。さらに臨床家がどのような言葉を使うかということも大切ですが、それ以上に、クライアントに「安全である」というニューロセプションを起こさせるような声の抑揚を使うことが重要です。セッションが行われる環境と臨床家の声の抑揚といった音響効果のほうが、臨床家の直感よりもさらに重要な役割を果たすのです。

ブチンスキー：自閉症の子供たちの治療のために、中耳の筋肉のトレーニングをするということですが、高齢者にそれを試したことがありますか？　背景の雑音から人の声を聞き分けることができるようになると、ずいぶん助けになると思うのですが。

ポージェス：そうです。私もそれは考えてみました。あなたの直感は正しいです。たしかに加齢によって身体機能は衰えていきます。私自身、介入時間を長くすることで、さらに効果が上がるかどうかを判断するために、自分で実験してみたことがあります。今のプロトコルで決まっている時間よりも長く介入を受けたら、どのような状態になるのか知りたかったのです。最初、私は疲れるのではないかと心配しました。なぜなら、この介入は耳の中のとても小さな筋肉に的を絞っているため、すぐに疲れてしまうのではないかと思っていたのです。

私はＬＰＰを一日に六時間から八時間聞くことを数日間繰り返しました。すると私は、高周波数の音に大変過敏になりました。その結果、パソコンのファンの音がうるさすぎて、パソコンの前に座っていることができなくなってしまったのです。短距離を移動するだけで、通常はすぐに消えてなくなってしまうような高周波数の音を、私は聞き分けることができるようになっていたのです。子供が家の反対側の部屋にいても、彼らの声が聞こえるようになっていました。私の耳が、人間の声の周波数帯に極端に焦点を合わせるようになってしまったのです。通常の状態に戻るまでに、二週間かかりました。それ以来、私は感受性や疲れやすさに関する個人差を尊重し、慎重に対応するようになりました。

ＬＰＰのセッション時間を決めるときには、中耳の非常に小さな筋肉の神経制御の知識を参考にしました。この筋肉は非常に疲れやすく、この筋肉が疲れると、身体は疲労困憊したと感じます。ＬＰＰの実験に参加した人たちの中には、非常に疲れたと言う人がいました。彼らは五日間、毎日たった一時間、ＬＰＰを聞いただけなのです。ＬＰＰを聞いた後、眠りが深くなったという報告も聞きました。この疲れはこの小さな筋肉の疲労によるもので、この筋肉が神経系に「とても疲れた」というフィードバックをしているのではないかと考えられます。こんな小さな筋肉ですが、長距離を走った後、大きな筋肉が疲れたと感じるのと同じような、とても強力な信号を脳に送っているようです。

ブチンスキー：この中耳の筋肉を鍛えたら、もっとスタミナがつくのでしょうか？

ポージェス：そうですね。通常の聴力があり、社会交流システムも機能している人は、中耳の筋肉の緊張も十分にあります。しかし様々な事情により、捕食者の音を聞き取るための低周波数帯の音を聞き取る閾値が下がっていて、迷走神経緊張が低下している人もいます。こうした反応は、病気や高熱、トラウマ的な出来事によって引き起こされる可能性があります。

身体にとってはこれらのことは、危険であったり、生命の危機を感じるような「合図」となります。神経回路が一旦「安全である」と感じたら、社会交流システムが機能し始め、良い体験をすることができ、こういう体験を重ねることで社会交流システムを継続的に使っていくことができるようになります。社会的な交流の場においては、中耳の筋肉の緊張は双方にメリットをもたらします。子供が親に話しかけ、親が子供を見て応答すれば、家族全体が正のフィードバックループに入り、子供はもっと話し、もっと聞くようになります。

しかし、子供が親と話したいと思っても、すべての親が応答するとは限りません。専門家のお子さんが、治療を受けるために私のところに来ることもよくあります。私はある学会で、ちょうどＬＰＰの実験に参加してくれた子供の親御さんを見つけました。そこで私は「息子さんはいかがですか？」

と聞きました。ところが、その父親は私の質問に対して目線を外し、私から直角になるように横を向いて、「調子はいいですよ」と答えました。この父親の態度は、私の社会交流システムの期待を裏切りました。そこで私は、その父親に言いました。「お子さんがあなたに話しかけたときに、もしこんなふうに横を向いてしまったら、お子さんの状態はすぐに悪くなりますよ。お子さんに背を向けるようなことはしないでください。もしあなたがこういうことを無意識に行っているのであれば、ご自分自身をよく注意してみてください」。もしこの父親が、子供が話しかけるたびに横を向いて避けていたら、子供の社会交流システムは消沈してしまうのです。

私たちは、基本的に非常に適応的です。親がうつであったり、混乱した状態であれば、子供は親と社会的交流を持たないように適応します。そして自らの社会交流システムを抑制するようになります。しかし社会交流システムを抑制すると、やがて臨床的な疾病に罹患し、様々な症状を抱えるようになります。しかし一生こうした症状が治らないわけではありません。ただ単に、社会交流システムが抑制されているということであり、適切な刺激が加えられれば再びこのシステムがいきいきと活動を始める可能性があります。LPPは、社会交流システムが機能していないように見える人たちの社会交流システムを目覚めさせ、最適な状態に導くために開発されました。

ブチンスキー：ポージェス博士、ありがとうございました。これは本当に多くの人の人生を変えると思います。まさにパラダイムシフトですね。博士の功績に心から敬服し、厚くお礼を申し上げます。

第3章　自己調整と社会交流システム

聞き手：ルース・ブチンスキー

心拍変動と自己調整：どう関係しているか？

ブチンスキー：心拍や呼吸といった無意識のうちに行われている機能が、信頼や親密さなどの社会的関係性と関連しているらしい、ということがわかりました。もしそうなら、これは、不安、抑うつ、トラウマや、自閉症に関する臨床にまで、大きな影響が出てくるでしょう。[*]

しかし、神経系が私たちの社会的関係性に影響を与えている、ということだけではありません。逆も真なり、です。私たちの社会的関係性が、神経系に影響を与えている、ということにもなります。トラウマや様々な体験において、心拍数が安定している人や、自己調整ができている人の反応と、心拍数が安定せず、自己調整できていない人の反応は違っているということに、博士は気づいておられますね？

ポージェス：心拍数のパターンを知ることは、私たちの神経系がどのように身体を調整しているかを知る入り口、と言えます。心拍数のパターンが、周期的な振動をしているとき、私たちは基本的に良い状態、つまり、恒常性のシステムがよく調整されている状態にあります。

恒常性のシステムに問題がある場合、末梢神経や、内臓、心臓から脳へと送られるフィードバックに変化が起こり、それによって迷走神経が心臓を調整する機能が影響を受けます。迷走神経が心臓を調整する機能は、呼吸性洞性不整脈（ＲＳＡ）と言われる、心拍変動の一部を成す心周期のゆらぎの大きさによって動的に表されます。

心理的状態と生理学的状態の関係性について考えるよりも、生理学的反応を、様々な状況に適応しようとする神経系の動的な能力として考え、私たちの身体が、こうした適応的変化によってどのような影響を受けるかを考えるべきです。

「ポリヴェーガル理論」を構成する原理

ブチンスキー：ポージェス博士の理論は、観察される事象の背後にある、基本原理を説明しています。博士は、科学的分野と臨床的分野という、かなりかけ離れた二つの分野を結びつけた、と言ってもよいでしょう。それに関して、どう思われますか？

ポージェス：私たちの生理が、心理や行動とどう関係しているかを根本的に理解していくには、人生の長い旅路が必要でした。それは、すばらしい体験でした。というのも、私たちの神経系がどんな機能を果たしているのか、この複雑な環境の中で、実際、私たちがどう機能しているのかを探求するために、研究し、それを自分のライフワークとすることができたからです。

「ポリヴェーガル理論」の基礎となる考え方は、どちらかというと基本的なものですが、捉えどころがありませんでした。何百年とまではいかなくても、何十年もの間、はっきりとわからなかったのです。

神経系が生き残りをかけて適応しようとした戦略として生理や行動が変化した、ということを基盤に、進化的側面から神経系を理解しようと視点を変えたことで、初めて基本原理が見えてきたのです。哺乳類にとって、機能的に適応しようとする戦略は、系統発生の歴史の要約です。脊椎動物の進化、特に、古代に死に絶えた爬虫類から分化した哺乳類の進化の過程で、自律神経系の神経制御が変化してきた歴史なのです。

ブチンスキー：この進化は、生物学的な進化だけではなく、遺伝学的な進化ですね。

ポージェス：はい。神経系が変化することで私たち哺乳類は様々な適応機能を獲得してきました。ですから、ポリヴェーガル理論を理解するということは、人類が哺乳類であるがゆえに、生き残るためには他の哺乳類や人類と相互に影響を与えあうことが不可欠だったということを理解することなのです。

大切なのは、影響を与えあい、生理学的状態を協働調整し、「安全である」と感じ得る関係性を一緒に作り上げていく能力です。

互いに影響を与えあう能力が大変重要であるということを理解し、それが人類の発展や老いまで含めた、あらゆる局面の根底に流れるテーマだということが明らかになったら、「愛着」といった概念も重要であることがわかってきます。「親密さ」や「愛」、「友情」といった概念も同様です。さらに、いじめや人間関係、夫婦間の衝突といった問題もこの視点から理解することができます。学級内での反抗的な態度も理解できます。基本的に私たちの神経系は、「安全である」と感じられる状態になるために、良い影響を与えあうことを渇望しています。そして、この良い影響を与えあう能力が乱されると、健全に成長することが難しくなります。

今までは人間は、生理学的状態によるのではなく、意識的に行動する存在だと言われてきました。しかしポリヴェーガル理論は、人間は生理学的状態によって動かされており、社会的な援助や行動の神経経路は、「健康」、「成長」、「回復」を促進する神経経路と経路を共有していると論じています。どちらも同じ神経経路なのです。心と身体、そして脳と身体の科学は、相関的なものではありません。違うように見えても、本理論の視点においては同じものなのです。

ブチンスキー：もう一度確認させてください。社会的な援助や行動を制御する神経経路は、「健康」、「成長」、「回復」を促進する神経経路と同じものなのですね？

ポージェス：そうです。社会的な援助の神経経路というものがあるのです。社会心理学や行動医学の分野では、友情や人と寄り添うことが健康を増進させ、ケガ、病気、あるいは困難な体験からの回復を助けるということが注目されています。社会的な援助については、「一方的に援助を与えることが大切である」という視点で語られてきました。しかし、このような議論は的を射ていません。適切な社会的交流は、「健康」や「成長」、「回復」を促進する神経経路を使って行われています。病気の人が、安全とは感じられない環境に移されたら、害こそあれ、助けにはなりません。人類の神経系は、他の哺乳類と同様、「安全であること」を探求し続けます。私たちは「安全である」と感じるためには、他者の存在の助けを必要としているのです。これが、この理論の基礎となります。

安心を感じるためにどのように他者を利用しているのか

ブチンスキー：たしか三、四年前の研究に、こんなものがあります。「好ましくない医術」の考察です。病気を抱えている人の中から実験参加者を募り、無作為に二つのグループに振り分けました。半分の被験者は、温かく迎え入れられ、症状について熱心に耳を傾けてもらえました。もう半分の被験者は、温かみも優しさもない、典型的な現代の医学的処置を受けました。すると、温かみや優しさに触れた被験者のほうが、風邪から早く回復したというものです。

ポージェス：生理学的状態の為せる技ですね。現代の医療には、この視点が欠けているのです。

ブチンスキー：「生理学的状態の為せる技」とはどういうことですか？

ポージェス：他者からの社会的な働きかけは、生理学的状態、つまりは自律神経の状態に影響を与えるからです。「安全である」という「合図」を受け取ると、病気や不調を抱える人たちは、防衛反応に入る必要がなくなるのです。私たちは、防衛反応に入ると、代謝のための資源を防衛のために使います。脅かされている状態では、創造的になることも愛することもできないし、治癒することもできません。

治癒のための神経経路は、社会的交流の神経経路と重複しています。もっと詳しく言うと、これは脳から末梢神経へと情報を運ぶ迷走神経経路です。この神経経路が、身体に「安全である」という信号を送り、人を落ち着かせるのです。

もし神経系の高次指令を担当する部分が、リスクや危険を発見すると、この迷走神経によってもたらされた落ち着きは取り消され、闘争／逃走反応に入ります。この反応は、交感神経系という系統発生的にやや古い回路によって引き起こされ、「可動化」の準備をし、守りを固めます。

ポリヴェーガル理論では、系統発生的にもっとも新しい迷走神経の回路は、身体が「安全である」という「合図」を受け取ったときにだけ使用可能になる、と考えています。この回路が働き出すと、内臓の状態が落ち着くだけでなく、顔も働き始め、表情が豊かになり、声も韻律豊かになります。また、私たちは他者からこのような対応を受けると、身体が落ち着き、声や表情も温かい感情を表現するようになります。

側頭葉は、他者の声や表情から情報を読み取ります。側頭葉は、他者における生物学的な行動を検知し、反射的にその意図を読み取ります。もし、初めて会ったイヌを撫でようとして、いきなり頭の後ろを触ったらどうなるでしょうか？　イヌは、あなたの手を振りほどき、咬みつこうとするでしょう。では、あなたの手をイヌの顔の前の低い位置に出してやったらどうでしょう？　イヌは、手の匂いを嗅ぎ、あなたはお互いに仲良くしようとしているのだと解釈し、防衛的にはならないでしょう。側頭葉は、顔の表情や声の抑揚、身振りを解釈します。それは、認知によるものではなく、「神経系」のレベルで、今起こっている事態は安全か危険かを決定づけます。

ブチンスキー：そういった解釈ができない人は、どうなりますか？

ポージェス：ポリヴェーガル理論では、こういった「合図」が読み取れないのは、生理学的な状態の働きだと考えています。実際、もし人が防衛状態に入っていて、身体を動かそうとする準備ができていたら、「安全の合図」を感じ取るのは難しいでしょう。シャットダウンや解離の状態にあったら、「安全の合図」を発見することはできません。

この観点から、なぜポリヴェーガル理論が構築されたのかを話したいと思います。科学界では、「闘争／逃走システム」と、「落ち着きをもたらすシステム」があることは理解されていました。しかし、哺乳類の高度に進化した迷走神経による「落ち着きをもたらすシステム」は、同時に顔と頭の筋肉の神経制御と結びついている、ということは十分に理解されていませんでした。これが、ポリヴェーガル理論によって明らかにされた重要な点です。同様に、自律神経系は系統発生学的ヒエラルキーに則って順番に反応すること、さらに哺乳類の迷走神経系は、交感神経系の働きを抑制するということです。しかし、ネコに咥《くわ》えられたネズミのような反応、つまり「シャットダウン－擬死」という、太古の防衛反応については、今までの研究では言及されなかったり過小評価されてきました。

教育の場でも文化的な視点からも、私たちは「防衛システムは一つしかない」と思いこまされていました。つまり、可動化し、闘争／逃走反応を行うのが防衛反応であるというのです。「防衛」という概念を説明する語彙も限られていました。しかも、しばしば使われる「ストレス」という言葉も、身体が可動化され、防衛状態にあることを意味しています。

トラウマを持つ人たちは、自分たちがとった反応をどのように説明するでしょう？　ストレスにさらされているなら、心臓は速く打ち、緊張が感じられます。しかし、トラウマや虐待を体験した人からは、こういう反応をしたとはあまり聞きません。トラウマからの生還者は、トラウマ体験をしたり虐待を受けたとき、シャットダウンし、筋肉は緩み、失神したり解離していた、などと描写をすることが多いのです。

彼らがこうしたことを臨床家に語っても、しばしば臨床家はクライアントが交感神経系の活性化を伴う闘争／逃走行動が起きているストレス状態の中で、トラウマを体験したはずだと解釈しました。患者の体験と、臨床家の解釈の間にズレがあり、そのためクライアントは、臨床家は自分の話をちゃんと聴き、理解してくれていないという感覚を持つようになり、それが治療の妨げになってきました。過酷な虐待やトラウマを体験した人が、しばしば、その体験を説明しにくく感じるのはこのためです。

臨床家や友人、家族の辞書の中に、「不動化をもたらす防衛システム」という概念が載っていないので、彼らのことはなかなか理解してもらえません。

心理生物学の臨床について、あるいはストレスと恐れの基本的モデルについて話をするとき、「あなたは恐れについて研究されているのですか？」と聞かれます。ですから私は、「あなたの言っている恐れは、逃走するときの恐れですか？　それとも、気を失うときの恐れですか？」と言い返します。私たちは心理学的な概念を使って議論しようとしますが、その心理学的な概念は、生物学的な適応反応とはうまく合致しません。

この対談が行われているのは、トラウマを扱っている専門家たちが、トラウマを持つクライアントのいくつかの重要な特徴が、ポリヴェーガル理論によって解明できると気づいたからです。ポリヴェーガル理論が発表される前は、クライアントから報告されるいくつかの特徴について、説明することができなかったのです。

赤ちゃんの徐脈と無呼吸を説明するために始まった私の研究が、虐待やトラウマ体験についても解明したということについては、私自身本当に驚きました。臨床家やクライアントが、ポリヴェーガル理論を知ることで、トラウマを体験したときに、実は身体は英雄的な反応をしていたのだ、という理解を持つようになったことは、私にとって喜びです。彼らは、自分たちの身体が、生き延びるために適応的に反応したのだ、ということを学んだのです。

私たちが世界に反応する方法に影響を与える三つのシステム

ポージェス：ポリヴェーガル理論の主要な貢献の一つは、自律神経系には三つの下位システムがあり、それぞれが階層的に組織され、困難を体験したときにはそれらが順次反応していくことを発見したことです。

安全な環境のもとでは、私たちは顔の表情や身振り、声の韻律についての情報を即座に処理し、簡単に「合図」を検知することができます。こうしたことを可能にするためには、安全な環境が必要不可欠なのだ、ということを強調しておきます。私たちは今、二人とも、閉ざされた環境の中で座っています。あなたは、四つの壁とドアに囲まれた部屋の中にいて、私も、四つの壁とドアに囲まれた部屋の中にいます。二人とも、自分たちの背後で何が起こっているかに関心を払う必要がなく、思いも寄らない危険が潜んでいないか、と視線をお互いからそらせることもしません。もし、このインタビューが、開かれた場所で行われていたら、私たちの神経系は、時々背後を振り返りたいと望むでしょう。予想外の危険が潜んでいないかどうか、確認したいと思うからです。

しかし、この部屋の中には危険はありません。ある程度構造化され、予測可能性があり、「安全である」と感じられる社会的環境が作られています。私たちの神経系はこうした状況を望んでいます。顔と顔を見合わせることができたら、様々な「危険かもしれない」という誤った解釈を弱めることができます。したがって、顔と顔を見合わせて互いに交流することは、対立を弱めたり解消するのに大変効果的です。さらにこうした交流が、安全な環境の中で行えれば、とりわけ効果が出ます。

とはいえ、交感神経系も決して悪いものではありません。交感神経系のおかげで私たちは行動し、注意力を働かせ、ワクワクと楽しむことができます。しかし交感神経系が、もっぱら防衛反応のために使われると、他者にも自分自身にも危険になります。自律神経の状態が、交感神経系に占拠されると、私たちはある意味、ビクビクします。他者に対して攻撃的になり、他者の「合図」を誤解します。ポリヴェーガル理論では、交感神経系は、哺乳類の有髄の迷走神経回路の抑制を受けないと、社会的交流を持とうとする試みを阻止し、防衛反応を引き起こすと考えています。

もう一つの防衛反応としてシャットダウンがあります。これも適応的機能の一つで、これが起きると痛みの閾値が上がります。この反応があるおかげで、恐ろしい虐待にさらされたとき、苦しみを感じなくなるという方法で生き残ることができます。

しかしこの生き残り戦術には、代償が伴います。哺乳類は、「安全である」と感じたときの社会交流システムと、交感神経系の活性化による可動化の間をすばやく行き来できるように進化しましたが、シャットダウンと可動化の間や、シャットダウンと社会的交流の間をうまく行き来できるような能力を持つようには進化しませんでした。

虐待を受けている人が、もし積極的な防衛反応をするとしたら、手足をばたつかせて虐待者を振りほどき、今いるところから逃げ出すことです。反応の階層性について考えてみましょう。神経回路にはそれぞれの適応機能と役割があります。

防衛反応として不動化を引き起こす神経回路を使うのはよいのですが、神経系には、「不動状態」からうまく抜け出す経路がないのです。多くの人が、この「不動状態」から抜け出せないためにセラピーに通っています。

迷走神経パラドクス

ポージェス：迷走神経は、失神や徐脈、無呼吸などのシャットダウンを起こすこともありますが、一方で、社会的交流による落ち着きをもたらすこともあります。迷走神経の機能は、このように矛盾を含んでいるのです。ポリヴェーガル理論は、この矛盾を解消しようとする試みの産物でした。

同じ神経によって、なぜこの異なる二つのプロセスが起こるのでしょうか？　これは、「何事も過ぎたるは及ばざるがごとし」ということなのでしょうか？　しかし新生児の研究で、徐脈は心拍変動がないときにだけ起きていたので、私はそれも違うと感じていました。一方で、徐脈も心拍変動も共に迷走神経経路が介在すると思われていたので、困惑しました。

心拍変動のパターンが観察されないときに徐脈が起きる、という研究結果を前に、私は研究上の暗礁に乗り上げてしまいました。科学者であるとは、すばらしいことです。それは、いろいろなことを知っているからではなく、まだ知らないことがこんなにあるからです。科学は疑問があるからこそ進展し、疑問は検証可能な仮説へと変容されていきます。

この迷走神経の矛盾する機能の謎は、系統発生学を研究したことで解明されました。心臓の神経制御の機能、さらに詳しく言えば、迷走神経の機能が、脊椎動物の進化に伴って変化していったのです。これは、おもしろい物語です。そして、いくつかの分野でこの研究は続行されていますから、この物語はさらに展開していくでしょう。自律機能を調整する神経系の進化について学ぶなど、眠くなるに違いない、と思う方がいるかもしれませんが、原初の、今は絶滅した爬虫類から哺乳類に至る系統発生の推移における神経系の変化を発見するのは、本当にワクワクします。私たち人間の祖先の自律神経は、おそらく、カメのそれに近かったのではないでしょうか？　カメが最初に行う防衛反応は、何でしょう？　カメは、シャットダウンして頭まで引っ込めてしまいます！

哺乳類は、この太古の神経系のシャットダウン反応を受け継いだので、私たちの神経系の中にもこれが埋め込まれています。これを使うことはあまりありませんが、使うときには、いくつかのリスクを伴います。哺乳類である人間は大量の酸素を必要とします。ですから、心拍を遅くして息を止めるのは、よいこととは言えません。でも、身体を動かしても危険から逃れられないと判断すると、神経系は自動的にこの反応を始動します。

もう一度言いますが、私たちが体験する生理学的な状態は、意識して選択しているのではないということです。私たちの神経系は、無意識のレベルで環境を評価しています。環境の中にあるリスクを反射的に評価する神経系の働きに敬意を表して、私は、「ニューロセプション」という言葉を使います。

私といて居心地が良いと感じられていますか？　私の声は明るく韻律に富んでいて、あなたを招き入れるような身振りをしています。怒鳴ったり、低く太い声で話したり、説教をしたり、ちゃんと聞きなさいと強制してもいません。私がこうした心地よい態度を続けていたら、あなたは落ち着いて、もっと聴きたいと思うでしょう。もし私が、いわゆる大学教授のように話したら、あなたは白目をむき、関心を失い、「あなたが臨床家にならなかったのは良い決断でしたね」と言うでしょう。

私たちが、人ではなく物に関心を向け、物と付き合うことに時間を多く費やしたら、私たちが人と交流する能力は変化することがわかっています。この点については、この後に説明します。でも、まず強調したいのは、ポリヴェーガル理論では、生体行動を制御している、神経生理学的回路の謎を解き、理解するにあたり、進化の原理を基軸にしている、ということです。

系統発生学的には、初期の脊椎動物は、無髄の迷走神経しか持っていませんでした。無髄の迷走神経は、有髄の迷走神経より、生理学的な状態を調整する影響力がありません。無髄の迷走神経が、初期の脊椎動物に、新陳代謝を減らし、酸素消費を減らし、食欲を減らす「不動化」という防衛能力を備え付けました。

脊椎動物が進化すると、硬骨魚においては背骨に交感神経系が発現しました。この交感神経系により、魚たちは群れを成し、統制がとれていて協調した動きをとるようになりました。この可動化のシステムが高度に活性化すると、防衛反応が引き起こされ、不動化の回路を抑制します。

哺乳類が進化すると、迷走神経に変化が現れました。哺乳類は、先祖たちとは違う迷走神経経路を持つようになりました。この新しい迷走神経経路は、交感神経系を抑制する能力を持ちました。交感神経系を抑制することによって、哺乳類の迷走神経は、闘争／逃走反応を十分に下方調整し、代謝の資源や恒常性（ホメオスタシス）のプロセスを最適化し、社会交流行動を自由に起こせるようになりました。社会的に交流しているとき、私たちは代謝の需要を減らし、「健康」、「成長」、「回復」を促進しています。

もう一つ、大切なことがあります。哺乳類の中に、落ち着くための迷走神経が現れました。この新しい有髄の迷走神経を調整する脳幹領域は、顔や頭の筋肉を調整する脳幹領域と結びつきました。この脳幹領域は、中耳筋*を使って聞く能力、喉頭・咽頭の筋肉を使って発声する能力、顔を使って感情や意思を表現する能力を制御しています。

臨床心理士としてクライアントの顔を見、声を聞いているとき、あなたはクライアントの生理学的な状態を推し量っています。顔と心臓は、脳幹の中で結びついているからです。もう一つ大事な臨床的見解ですが、特にトラウマを持った人を観察すると、顔の上部の表情に乏しく、声に韻律がないという特徴に気づくでしょう。こういう状態のクライアントは、周囲の音に大変敏感になっていて、周囲の雑音の中から人の声を聞き分けるのが困難です。

声の韻律の中でも、特に抑揚に耳を傾けると、その人の生理学的な状態が読み取れます。生理学的な状態が穏やかだと、声は旋律を持ち、それを聴いていると落ち着いてきます。発声と聴くことの関係については、もう一つの側面があります。哺乳類が構文や言語を獲得するずっと前から発声があり、発声は社会的交流の大切な要素だったということです。哺乳類たちは、ある存在について、近づいていって安全か危険かを声を通して同種の仲間に知らせます。

迷走神経：運動経路と感覚経路の導管

ブチンスキー：迷走神経は、脳幹のいくつかの領域から出る神経集合、または神経経路と考えてよいですか？

ポージェス：これについては、二つの見方があります。つまり、「迷走神経はどこから来るか？」ということと、「迷走神経はどこへ行くか？」です。

迷走神経の運動線維は、脳から内臓器官へと接続しており、脳幹に入ってくる迷走神経の感覚線維は内臓から脳幹へと入っていきます。そしてこの二つは脳内では別の領域に配置されています。それでも、感覚線維も運動線維も、脳を出ていくときは、導管のような機能を持つ共通神経を通ります。迷走神経は、中に線維の束が詰まった導管だと考えてください。迷走神経は、脳から内臓へと接続する運動神経であるだけでなく、内臓から脳へと上っていく感覚神経も含みます。

私たちの身体には、心と身体、身体と心、脳と身体、身体と脳の関係を構成している様々な神経経路があります。迷走神経の線維の八〇%は、感覚神経です。有髄化されているのは、運動線維のうちわずか六分の一だけです。この数少ない有髄化された迷走運動線維はとても重要で、横隔膜より上の臓器に一次迷走神経運動情報を伝達します。無髄の迷走神経経路のほとんどは、横隔膜より下の器官を制御しています。

　迷走神経経路は、感覚線維と二つのタイプの運動線維の計三つから成ります。運動線維の一つは、有髄化されず横隔膜より下の、腸などの臓器へと接続しており（横隔膜下迷走神経*）、もう一つは、有髄化されていて横隔膜より上の心臓などの臓器に接続されています（横隔膜上迷走神経*）。感覚神経線維は、脳幹の中の孤束核《こそくかく》*と言われる領域に終わり、有髄の迷走神経の運動経路は、主に疑核*に起始します。無髄の迷走神経の運動経路は、主に迷走神経背側《はいそく》運動核*に起始します。

　では、クライアントの健康や行動に関する臨床的な視点から、この経路を見てみましょう。クライアントが腸や胃に問題を抱えているのなら、それは不動化の防衛反応を引き起こす、無髄の迷走神経の働きの産物かもしれません。横隔膜より下の問題は、人が慢性的に可動化した闘争／逃走反応を使っている場合にも起こります。この場合は、無髄の迷走神経の、消化を含む恒常性の機能を促進する働きが、活性化した交感神経系によって抑制されています。

ブチンスキー：ポリヴェーガル理論の階層論では、トラウマの度合いによって、それぞれ喚起される階層が異なると言っています。この理解は正しいですか？

ポージェス：ポリヴェーガル理論では、困難に直面すると、進化の視点から一番新しい神経系が反応し、表情や声を使って安全を確保できるように交渉を試みると考えています。そして、それがうまくいかなかった場合、社会交流システムは引っ込み、その際、心拍数の上昇を抑制する迷走神経の働きである「ヴェーガル・ブレーキ*」も止まります。闘争／逃走行動による防衛を予期して可動化を助けるために、心拍数が上がりますが、通常ヴェーガル・ブレーキは、それを抑制しています。そして社会交流システムがうまくいかなかったら、闘争／逃走反応を取るために、交感神経系を起動するでしょう。

しかし、逃げることも、戦うこともできなかったら、反射的に、シャットダウンが起きます。これは、多くのトラウマ経験者が語っていることです。特に小さな子供の場合や、加害者と被害者の間に身体の大きさに差がある場合、あるいは加害者が武器を持っていたりした場合、シャットダウンが起きます。

何をリスクの「合図」ととるかは、個人個人の解釈で異なりますが、その解釈に従い、それぞれの神経回路が発動し、当該の生理学的状態や行動へと変換されます。トラウマの治療が難しいのは、同じ状況であっても、どの神経回路が発動するかに大きな個人差があるということが、十分理解されてこなかったからです。今までのトラウマの臨床と診断は、出来事にのみ焦点が当てられていたため、的外れだったのです。「出来事に対してその人がどう反応したか」ということが極めて重大なことだということが理解されていませんでした。

トラウマと社会的交流の関係

ポージェス：恐怖を感じて不動状態に入っているときには、太古の神経回路を使っている、ということがとても重要な点です。進化を通じて、人間の神経系は変化してきました。そのために、恐怖によって不動状態になっている場合、そこから抜け出し、「安全である」と感じ、のびのびと社会的交流ができる状態へ戻ることが難しくなってしまったと考えられます。

「安全である」と感じ、社会交流システムをオンにすることができない状態が続くと、人は、「なぜ社会交流を望まないのか」、「なぜ他人を信頼しないのか」について、複雑な理由をつけるようになります。そういう「物語」は、彼らの内臓の生理学的な感覚を理解するのに役立ちます。彼らの神経系は、本当のリスクがないときにリスクを見出します。そして彼らの理屈は、愛したり、信頼したり、自由に交流したりしないことを正当化しています。

こうなったとき、どうやってその人を防衛と正当化の悪循環から連れ出せるでしょう？　どうやって、社会交流システムを促進し、交感神経性の可動化による闘争／逃走状態を抑制しつつ、危険な「不動化」というシャットダウン状態からその人を連れ出せるでしょうか？　ここでいよいよ、ポリヴェーガル理論の臨床応用が始まるのです。

ポリヴェーガル理論の視点からいくと、クライアントが「安全である」と感じられる生理学的状態になれるように、セラピーの環境を自分なりに整えることができるように導くことが何よりも大切です。また、セラピストとの関係性も大切です。トラウマを抱えたクライアントは、セラピストのことを「危険である」と解釈してしまうかもしれません。ですから臨床家はクライアントに決定権を与えて、クライアントが心理的にも生理的にも「安全である」と感じることができるように、様々な環境や条件を整えるように導くことが必要です。クライアントがひとたび「安全である」と感じれば、クライアントの生理学的な状態も同時に変化します。そうすると、おのずとクライアントの声や顔の表情が変わり、自由な交流行動が現れてくるでしょう。

臨床家の方たちに、二つの提案があります。まず一つ目は、クライアントに「自分が安全であると感じられるように環境を整えてもよいのだ」と力づけてください。二つ目は、神経系は、安全な環境では、危険な状況のときとは異なる反応をする、というニューロセプションの原理を理解してください。低周波の音も含めた、騒々しい環境は、神経系にとって危険を知らせる「合図」になります。低周波の音や周囲の騒音を防ぐと、セラピールームの癒しの潜在力は増していきます。セラピールームは比較的静かなことが重要です。トラウマを持つクライアントの多くは、公共の場所を嫌がります。レストランや映画館へ行きたがらないこともあります。ショッピングモールの中を歩くと、音や振動、他人が近くにいることに怯え、圧倒されます。エスカレーターの低周波の音と振動は、彼らを悩ませます。こういうことがわかると、クライアントがより安心を感じられる環境を作ろう、と思うことでしょう。

ひとたびクライアントが「安全である」と感じれば、どのような臨床の方法論であれ、効果が高まるはずです。では、クライアントが確実に「安全である」と感じられ、社会交流システムを促進するにはどうしたらよいでしょうか？　神経系に備わっている特徴を利用しましょう。例えば、韻律に富んだ歌声を聴くのもよいでしょう。一人であっても、きっと効果が出るはずです。

いかにして音楽が迷走神経による調整を促す「合図」となるか

ポージェス：声楽を聴くことは、私が開発した介入方法の一つでした。リスニング・プロジェクト・プロトコル（LPP、第2章参照）は、当初自閉症を持つ人たちに向けて実施されました。声の抑揚を誇張することで、神経による中耳筋の調整を訓練し、「安全である」という「合図」を神経系に与え、迷走神経による心臓の調整を変化させる、という作用機序があります。

ブチンスキー：その音楽療法とはどのような仕組みになっていますか？

ポージェス：私は、歌声をコンピュータで変換します。特に女性の歌声は、低周波を伴わず、抑揚があります。歌声をコンピュータで変換すると、抑揚は強調され、機能的に増幅されます。同じように韻律も誇張されるので、神経回路が歌声の韻律を検知しやすくなっており、「安全である」という「合図」を受け取りやすくなっています。

この介入方法は、理論的には、神経回路が韻律を検知しやすくするために設計されました。そうすると中耳筋の神経の緊張が強められ、周囲の雑音の影響を減らし、人の声を聞き分ける力が改善されます。中耳筋を制御する脳幹領域は、顔の表情を豊かにし、声に韻律を持たせ、迷走神経の心臓への影響も調整しますから、この方法は、社会交流システム全体を刺激するようにデザインされていたのです。

私は、この一五年間、ポリヴェーガル理論をもとに、聴覚過敏や聴覚処理に関わる神経による中耳構造の調整について、ある仮説を立てました。詳しく言うと、神経による中耳筋の調整が変われば、中耳の伝達関数も変化します。聴覚過敏のある人は、それと同時に人間の声が聞き分けにくくなるという事象に対し、一貫性のある作用機序を説明することができる、という仮説でした。LPPは、聴覚過敏を低減し、聴覚処理を改善しましたが、中耳機能を調べる方法がないため、この仮説の実証実験ができませんでした。

この問題は、私の研究室の元大学院生であるグレッグ・ルイスが解決しました。ルイスは、二〇一一年まで私の研究所に所属し、博士課程を終えましたが、その間に中耳構造に対する伝達関数を測定する装置を開発しました。その方法は、中耳吸音システム、またはMESAS（Porges & Lewis, 2011）と呼ばれています。

今では、どんな音が脳まで届き、どんな音が鼓膜に跳ね返されるのか、客観的に評価することができます。MESAS（第2章参照）を用いると、人の声がちゃんと鼓膜を通して伝達されたか、神経系が危険と解釈する低周波の音に紛れて消えてしまうのかを見分けることができます。鼓膜は、ケトルドラム（太鼓）だと思ってください。ケトルドラムの皮がピンと張ると、ピッチが上がり、高周波の音だけが選択的に吸収され、低周波の音は吸収されません。

ＭＥＳＡＳは聴覚過敏を測る客観的な物差しです。私たちは、自閉症と診断された子供たち数人に、ＭＥＳＡＳを試しました。トラウマを持ち、頻回に聴覚過敏を訴える成人たちにも試しました。予備的な研究で、実験参加者は、人の声の周波数帯、特に第二フォルマントと第三フォルマントの周波数帯が吸収されにくいことが明らかになりました。フォルマントというのは、音響エネルギーを特定の周波数に集中させたもので、声道の共振周波数と対応します。聴覚過敏を持つ人は、低周波の音は吸収できますが、いろいろな声を聞き分けるためのより高次のフォルマントは吸収できなかったのです。この高次のフォルマントが吸収できるようになれば、子音を聞き分け、語尾を理解する力が増します。

実験参加者の何人かには、ＬＰＰ介入前後に計測を行いました。実験参加者の一部では、中耳の伝達関数が正常になりました。つまり、参加者の一部については、神経による中耳筋の調整を回復させることができたのです。ＭＥＳＡＳは、吸音曲線を変えられることを証明しました。この方法が開発される以前、臨床家は、聴覚過敏と聴覚処理障害は、大脳皮質にある神経回路によって決定づけられていると仮定していました。フィルターとしての中耳構造の役割、および中耳構造が社会交流システムに果たす役割について知らなかったのです。中耳構造は、聴覚処理や聴覚過敏と、行動障害などを含む社会交流システムの障害を結びつけるカギだったのです。

聴覚過敏を抱えてＬＰＰに参加した人のほぼ五〇％が、この介入の後、聴覚過敏を示さなくなりました（Porges et al., 2014）。そのほとんどが、社会交流的行動も改善しました。この介入によって自律神経の変化が促され、社会交流的行動を司る神経基盤が変化し、防衛行動を低減させるという仮説は、別の研究でも支持されました。この研究では、社会交流的行動は、迷走神経による自律神経状態の向上と並行して改善されることが明らかにされました（Porges et al., 2013）。

ブチンスキー：音楽療法は、どうですか？　何か効果はありますか？

ポージェス：はい。音楽療法が持つ二つの特徴がとても役立ちます。音楽療法が抱えている問題は、この療法の作用機序がまだ解明されていないことです。効果は報告されているにも関わらず、音楽療法がなぜ、どう作用するのか、という明確な理論がないのです。しかし、ポリヴェーガル理論により、中耳筋や歌うときに使われる喉頭・咽頭筋が社会交流システムの一部であるということが明らかになったので、音楽療法がどう作用し、なぜ役立つかを説明できるようになりました。

歌うとき、人は呼吸を調節します。歌うためには、長く息を吐くことが求められます。吐いている間は、有髄の迷走神経の遠心経路の心臓への働きかけが強まります。歌うことや吹奏楽器を演奏することで、生理学的状態が穏やかになり、社会交流システムが活性化するのです。

歌うことは、ただ息を吐くだけではありません。歌うとき、他に何をしますか？　聴きますね。これが、中耳筋の神経の緊張を増進します。他に何をしますか？　神経による喉頭咽頭筋の調整を使っています。他に何をしますか？　顔面神経と三叉神経を通して、口と顔の筋肉を使っています。

さらにグループでコーラスするなら、他者と関わり、社会的な活動をしていることになります。だから歌うこと、特にグループで歌うことは、社会交流システムのすばらしい「神経エクササイズ」なのです。

吹奏楽器を吹くことも同様で、聴くこと、息を吐くこと、音楽をリードし指揮する人と社会的交流をすることになります。

ヨガの呼吸法もまた、同じような効果を持っています。プラナヤマ・ヨガの呼吸法は、「社会交流システムのヨガ*」と言ってよく、呼吸しながら顔と頭の横紋筋を使っています。

社会交流の信号：迷走神経の自己調整と「合図がわからない状態」

ブチンスキー：話は少し戻りますが、私たちは、社会交流の「合図」を求める人たちがいる一方で、社会交流の「合図」とは何なのかをまったく理解していない人たちがいるのはどうしてなのか、という話をしました。「合図」がわからないということは、まるで外国に移住したばかりでさっぱり言葉がわからないような状態だということですね。

ポージェス：まず、いろいろ複雑な診断のカテゴリーがあることをわきに置いてしまいましょう。診断のカテゴリーを使うと、共存疾患を並べて、難しい言葉を使うことで終わってしまいます。それでは、基本的な機能やプロセスを理解できません。
人の行動の、ごく単純なモデルを作ってみましょう。他者とのつながりの中で、協働調整できる人たちを、ランクづけしてみましょう。このほうが、あなたの言おうとしていることに近いはずです。まず他の人たちが何を感じているのか、まったくその「合図」が読み取れない人がいます。こういう人たちは、自分たちの生理学的状態を他の人と一緒に協働調整する能力がないのです。

では、別の見方をしてみましょう。物を使って自己調整する人たちについて話します。社会的コミュニケーションのスキルが欠けていて、他者と協働調整できない人たちが、テクノロジーを開発し、インターネットを使った社会的コミュニケーションの技術を私たちに押しつけています。この新しい技術は、ソーシャル・ネットワークと呼ばれています。私たちは、コンピュータを使い、スマートフォンでメールを打ちます。これにより、人間の相互交流の本質である、じかに対面する体験がはく奪されています。私たちは、かつての共時的な双方向の交流ではなく、伝言を残し、その相手と実際に会うのは後回しという、時間を共にしない方法へと移行しています。他の人たちがいるところでは、自分の生理学的状態や行動を調整できず、物を使って調整する人たちの原理の上に世界が組織されるのを、私たちは容認しているのです。

広い臨床学的視野で見ると、セラピーを必要としているのは、他者とともに協働調整することができない人たちです。人は、他者とともに協働調整できないと、物を使って調整する状態へと移行し、適応しようとします。

そして、こうした傾向性に診断のラベルを貼るのです。それが、自閉症なのか、社交不安症（社会不安症）なのかは、本質的な問題ではありません。はっきりしているのは、彼らの神経系は、社会的交流ができないということです。彼らは、人といても「安全である」と感じることができないので、社会的な交流ができません。ということは、「健康」、「成長」、「回復」が促進される生理学的状態に入ることも滅多にないということです。こういう人々にとって社会的行動は、ストレスでこそあれ、役には立ちません。人々は、社会的相互作用を通して調整していく集団か、物を使って調整していく集団かのどちらかに、おのずと分かれていきます。

二番目の問題は、子供の教育と社会化に与える影響についてです。いまや教育も変わりつつあり、顔と顔を見合わせ、互いに作用しあうことが少なくなってきています。いまや、未就学児や小学生の手に、アイパッドが手渡されています。私は最近ニュースで、児童にアイパッドを使わせているという小学校のことを知りました。学校関係者は、こうした最新技術を導入したということで鼻高々でした。しかしカメラに映し出された教室では、子供たちはアイパッドを見ていて、友だちや先生を見てはいませんでした。

これは何を意味するのでしょう？　これでは、子供たちは社会交流システムを促進する神経回路を訓練することができません。この神経回路を使ってみる機会がなければ、子供たちは困ったときに自己調整したり、他者と協働調整する能力を獲得できないでしょう。

教育現場で起きている、もう一つ重要な点があります。私たちは認知や〝皮質至上主義〟の世界で追い詰められ、どんどん増えていく情報に溺れそうになっています。有髄の迷走神経がしっかり情報を処理することによって、生理学的状態が調整され、そこから進取の気性に富んだアイディアが生まれ、創造性を発揮することや、思いやりに満ちた社会的活動を持つことができます。しかし現在の教育システムでは、その点がすっぽりと忘れ去られています。合唱したり、オーケストラで楽器を演奏したり、休み時間に身体を使って友だちと遊んだりすることで、子供たちは協働調整するすべを集団行動から学びます。ここでは、有髄の迷走神経経路を使って、社会交流システムが活発に働いています。それでこそ、神経系が健全に発達し、前向きになっていけるというのに、今の子供たちは、神経系が発達していく機会を逃し、ずっと教室に座らされているのです。私たちは神経系の発達を促す機会を、勉強の邪魔になると誤解しています。たしかに子供たちは多くの情報を得ますが、せっかく得ても情報は効果的に処理されず、反抗的な行動が現れてきます。これが現在の教育システムと人類の発展についての、私の率直な見解です。

こうしてみると、幼児期体験に問題があると、様々な弊害が生じるというリスクについても考えておかなくてはなりません。幼児期体験についても、神経的、発達的、訓練的な視点から考えていかなくてはなりません。例えば、行動や生理学的状態を調整する神経回路を子供のときに使っておかないと、それらの神経回路はうまく育ちません。あとで回復させることができない、と悲観的になっているわけではありませんが、初期に使わなかったために、それなりのマイナスの影響があると言っているのです。

神経による調整を回復させる

ブチンスキー：それでは、神経による調整回路をうまく発達させてこられなかった人が、回復の仕方を学ぶために、何をしたらよいでしょうか？

ポージェス：もちろん、まず初めに、「安全である」と感じられることが大切です。クライアントの年齢による、と言おうとしましたが、やはり年齢に関係なく、クライアントに「あなたは何も間違ったことはしなかった」と伝えることから始めましょう。クライアントに変わることを求めると、即「自分は何か間違ったことをしたんだ」と解釈しがちです。「今のままではだめだ」という臨床家からのフィードバックが神経系に与えられると、神経系は防衛状態に入り、クライアントは穏やかな状態がどういうものか理解したり、その状態を保つことが今まで以上に難しくなってしまいます。実は神経系の特性と、子供たちをしつけ、生徒を教え、クライアントにセラピーを行うことには、大きな矛盾があります。人に安心してもらいたいのなら、間違ったことや悪いことをしていると責めないことです。クライアントの身体の反応は、適応的なもので、そういう反応をしたことは、実は大いにプラスに評価してよいのだ、ということを私たちはクライアントに教える必要があります。さらに、過去に困難に直面したときの反応は、その場面では適応的だったが、私たちの神経系は柔軟なものなので、今後は違った反応を学ぶことができるのだということをクライアントに理解してもらいます。すると、私たちの脳は非常に創造的で統合的ですので、「私のしたことは、たとえ一見変だと思うかもしれないが『悪い行動』ではなく、もしかしたら勇敢とも言える、とても適応的な行動だったのだ」という自己に関する新たなナラティブ（物語）を創造することもできるのです。

愛着理論は適応機能とどう関係するか？

ブチンスキー：愛着は、ポリヴェーガル理論ではどのように解説していますか？

ポージェス：よく聞かれる質問です。これはスー・カーター（Sue Carter）の研究と深い関係があります。スーは、私の仲間であり、妻でもあります。スーは、オキシトシン*と社会的な絆の関係を発見しました。最初の数年間は、社会的な絆や愛着を含む社会的行動に関しては、私ではなく妻が研究していました。妻は、プレーリーハタネズミを研究することで、社会的な絆についての考察を進めました。プレーリーハタネズミは小さなげっ歯動物で、終生一夫一婦制で、父母が協力して子育てをします。彼らは大変興味深い社会的行動をとる、まことに驚くべき動物です。

プレーリーハタネズミは、高レベルのオキシトシンを持っています。そして、過去数年間、私たちは共に、プレーリーハタネズミの迷走神経による心臓の制御を計測する研究をしてきました。体重およそ五〇グラムのこの小さな動物は、人間と非常に近いレベルで、迷走神経による心臓の制御をします。これは、げっ歯動物や小さな哺乳類では滅多にないことです。

スーと一緒に研究し始めてから、私は、社会的行動について愛着も含めた視点で論じることを楽しむようになってきました。スーと一緒に研究し始めたとき、当時の愛着の研究には、ある重要な点が欠けていると気づきました。愛着形成になくてはならないものが欠けているのです。私はそれを「愛着の前提条件」と名づけました。その前提条件とは、「安全である」という「合図」があるかどうかです。安全や社会交流について論ぜずして、愛着について語ることはできないと私は考えています。私は、有髄の迷走神経系による社会交流システムが、愛着形成の神経基盤であると考えています。ここにもヒエラルキーがあります。まず「安全」、そしてそれが確保されると次に健全な愛着が自然に形成されるのです。

スーと私が共同研究をするにあたり、「愛の神経的暗号」と名づけた概念があります。この「愛の暗号」は、二つの部分から成ります。まず第一段階は、社会的交流です。「安全である」という感覚の下に互いに交流し、どの程度の近さがお互いに心地よいか調整しあいます。第二段階は、身体的な接触と親密さです。これを「暗号」と呼んだのにはわけがあります。この二つが正しい順番で行われないと、愛着と絆に関係する問題が起きてくるのです。

臨床例で見ると、お互いのことを「安全である」と感じないままに絆を結んでいるカップルは、結局セラピーに来ざるを得なくなります。私が強調したいのは、愛着について議論するにあたって、それが理論的なものか臨床的なものかに関わらず、「安全」と「社会的交流」という基盤を十分理解せずに議論すべきではない、ということです。

ブチンスキー：病院、生理学的にもっと安全な病院を作ることについて、お聞きしたいと思います。私たちは、医療機関は当然患者の治癒と免疫機能の向上を促進する場所だと思っています。しかし他のことに気をとられすぎて、本来の目的が果たされていない気がします。

ポージェス：重要な質問ですね。たしかに、この点についてはほとんど注目されてきませんでした。入院すると、身体が見えてしまうような病衣を着せられ、一時間ごとに起こされます。さらに、聞こえてくる騒音は、「ここは安全ではないから出たほうがよい」と、あなたの身体に絶え間なく「合図」を送ってきます。

病院の経営者は、医療以外に心配しなければならないことがあります。病院の経営者とスタッフの仕事は何でしょう？　彼らは、患者に医療サービスを提供するとともに、スタッフが医療ミスのために法的に訴えられないようにしなくてはならないのです。そのため、患者の容体を監視し、清潔を保つことが優先されて、人との支えあいなどの社会的な援助はないがしろにされています。これは悲劇です。

入院手続きが終わると、私たちの神経系は周囲の様子を察知し、「合図」を送ります。「ここでは自分の身を守れない。安全で、思いやりあふれた人の手の中にあると感じたい」と言い続けるのです。

不幸なことに、ほとんどの患者は病院の中で安心を感じていません。

これは本当に悲劇的です。病院には、資質、愛情ともに申し分ない医療臨床家たちが大勢いるにもかかわらず、誰も、入院患者のために今までと異なる医療環境を創り出そうとは思わないのです。入院するときは、まず初めに病院を法的な責任から解放するために大量の書類に署名させられます。こうした書類にすべて署名しない限り、医療サービスは受けられません。しかし、こうした書類に圧倒されてしまう前に、誰かがあなたの「身体」のコンシェルジュとなって、病院内を案内してくれたら、どんな感じがするでしょうか？　そんな人がいたら、入院前の不安な気持ちでいるあなたから、過度の警戒の重荷を取り除いてくれるでしょう。重荷と不安が取り除かれれば、あなたの身体は、怯えたり防衛状態に閉じ込められることなく、医療行為を喜んで受け入れ、協力することでしょう。

インタビューのはじめに言いましたが、人は怯えたり脅かされたりすると、満足な治癒が望めません。このことがわかったら、人々が「安全である」と感じるために、できることならなんでもやろうと思いませんか？

人間であるなら、相互交流と安全感を求めるのだ、ということを理解する必要があります。

ブチンスキー：では対談を終える前に聞きたいのですが、博士は今後どのような研究を視野に入れていらっしゃいますか？

ポージェス：私は、自分のことを、いくつかの興味深い研究をした円熟した科学者だと考えています。そしてこれからも、もっと新しくて興味深いことをたくさんやりたいと考えています。これからは、自分の基礎研究を臨床応用する仕事をしたいです。例えば、医療の分野です。医療行為は、外科的、あるいは薬学的なものだけではないと思うのです。そうではなく、「健康」、「成長」、「回復」を支持する神経系の働きを促進するような介入方法を開発していきたいと考えています。

第4章　トラウマが脳、身体および行動に及ぼす影響

聞き手：ルース・ブチンスキー

「ポリヴェーガル理論」の原点

ブチンスキー：今日は、「ポリヴェーガル理論」と自閉症、境界性パーソナリティ障碍*、およびその他多くの行動の問題や診断との関連について触れてみたいと思います。では、まず迷走神経についての理解から始めます。

ポージェス：最初に、ポリヴェーガル理論の主な特徴から説明しましょう。

ポリヴェーガル理論は、自律神経系の進化を基盤にしています。私たちの遠い祖先である爬虫類の行動様式と、私たちの従兄と言ってもよい様々な哺乳類の行動様式には、進化の過程を経て、大きな違いが見られるようになりました。哺乳類は、社会的関係を持つ必要があります。親から保護され守

られ、そして互いに守りあう必要があるのです。それとは対照的に、爬虫類は単独で行動する傾向があります。哺乳類が、適応として社会的行動をとるようになったことが、爬虫類と哺乳類を区別していると言ってもよいでしょう。進化を経て、自律神経系の構造と機能は変化していきました。

私たちの祖先にあたる脊椎動物は、「可動化」と「不動化」という二つの防衛反応を持っていました。彼らの神経系は「可動化」を伴う闘争／逃走反応と、多くの爬虫類が採用しているシャットダウンを伴う「不動化」を支持しています。その後哺乳類へと進化を遂げると、今までの二つの防衛反応を支える自律神経枝に加えて、新たな自律神経の分枝が現れました。それは基本的に、「チアリーダー〔応援団〕」として神経回路を活性化するとともに、この二つの原始的な防衛反応の機能を制御する「指揮者」としての働きを果たすようになりました。

この新たな自律神経枝の発現により、今までは交感神経による闘争／逃走、および迷走神経によるシャットダウンという原始的、生物行動学的な反応を引き起こしていた神経系が、それぞれ調和を持って機能するようになり、「健康」、「成長」および「回復」をもたらすことが可能になりました。しかし、これは安全な状況においてのみ起きます。

ブチンスキー：「チアリーダー」と「指揮者」とおっしゃったことを、もう少し説明してください。

ポージェス：「指揮者」のほうがわかりやすいので、ここから始めましょう。自律神経系に新しくできた神経枝は、社会的な交流をもたらすとともに、高次の脳とも接続しています。その高次の脳は脳幹部に指令を出し、自律神経系の古い部分が防衛ではなく、「健康」、「成長」および「回復」を支持するように制御しています。まるで、高次脳の構造を使って危険を察知しようとしているかのようです。そしてまったく危険がないと判断されると、古い防衛反応の機能を抑制します。「指揮者」は基本的に、進化の過程で決定されたヒエラルキーに則って機能します。そこでは新しい回路が、順次古い回路を制御しています。脳はこのように系統発生的に構造化されています。

自律神経系は、内臓の中にあるだけではありません。自律神経系を制御している神経構造は脳幹部から発していますから、脳幹部は非常に重要です。それとともに、この脳幹部に影響を与える皮質などの脳の高次構造も重要です。

私たちは皆、内なる「指揮者」を持っており、この「指揮者」は「大丈夫だよ。この神経系は防衛のために使う必要はないよ。むしろ、調和をもって『健康』、『成長』そして、『喜び』をもたらすために使っていいよ」と言っているのです。

次に「チアリーダー」とは、フットボールのチアリーダーの役割と同じようなものです。チアリーダーは、可動化しています。しかし、明るい表情や抑揚に富んだ声を出すなど、社会交流システムを用いて、この可動化が防衛になることを抑制しています。チアリーダーは可動化されていますが、それは防衛のためではありません。可動化と社会交流システムを統合することによって、闘争／逃走反応をもたらす神経系を、社会性のある行動をとるために起用しています。それを私は「あそび」と呼びます。

闘争／逃走と「あそび」が異なるのは、「あそび」のときは可動化されている間、アイコンタクトをとってお互いに社会的に交流している点です。「脅威である」と受け取られるような行動をとっていますが、社会交流システムを表す「合図」と一緒に可動化することで、防衛するための闘争／逃走に移行することなく、可動化を可能にする交感神経系を活用しています。また社会交流システムは、もっとも古い防衛反応である不動化とともに機能することもできます。一緒にいて「安全である」と感じる誰かの腕に抱かれているときに、この不動化が起きます。

以上がポリヴェーガル理論です。その命名の由来についても説明させてください。「ヴェーガル」とは「迷走神経の」という意味です。「ポリヴェーガル」とは、「複数の迷走神経」、あるいはもっと正確に言うと、「複数の迷走神経経路」という意味になります。自律神経系には系統発生学的な変化が起きたこと、さらに言えば、神経による自律神経系の調整に進化上の変化があったことをつねに覚えておくために、この名前をつけました。

「植物性迷走神経」と「機敏な迷走神経」

ブチンスキー：博士のご著書には、内臓機能の、より受動的な制御に関連する「植物性迷走神経*」と、「機敏な迷走神経」という二つの迷走神経運動系があるとされています。

ポージェス：副交感神経系の研究にはパラドクスがあります。迷走神経は、副交感神経の主要な神経経路です。この対談においても、迷走神経と副交感神経系は、ほぼ同様の意味で使われています。しかし、正確に言うなら、迷走神経経路は、副交感神経系経路の下位組織です。多くの論文では、副交感神経系は、つねに「健康」、「成長」および「回復」を支持している、いわゆる「善玉」です。一方、交感神経は「不倶戴天の敵」であり、なんとか制御しなくてはならないものとして扱われています。これは一部において真実ですが、こうした区別は臨床症状を理解するためには、まったく役に立ちません。

恐怖に直面したとき、迷走神経経路によって不動状態に陥り心臓が止まったら、あるいは、恐怖のために不動状態となり、迷走神経経路によって脱糞してしまったら、または迷走神経経路によって気管支が収縮して息ができなかったら、私たちはどうなるでしょうか？　私たちは、それを「善玉の働き」と見なすわけにはいきません。

副交感神経系の働きには、パラドクスがあったのです。そして、そのパラドクスとは、迷走神経経路が防衛反応系の一部として使われるということです。しかし、このことについてほとんどすべての情報が、自律神経系の一般モデルから選択的に抹消されていました。爬虫類の一番の防衛系とは、不動化、呼吸の抑制、心拍数の減少であり、失神して死んだように見える「擬死」も含みます。

実際、ネコに咥えられているネズミは、どんなふうに見えるでしょうか？　呼吸は停止し、心拍は非常に遅く、死にかけているか、死んでしまったかのようです。こうした反応はすべて不随意です。副交感神経系の一部である迷走神経によって行われるこうした制御を見れば、副交感神経の影響は良いものだけだという解釈は間違いだということがわかるでしょう。

このパラドクスが私の興味を掻き立てたのです。二〇年以上もの間、私はこの疑問を解くために研究しました。進化を通じて自律神経系の神経制御に変化が起こったことを理解することによって、その課題に答えが見つかりました。自律神経系の神経制御の系統発生学的な変化を見ていくと、哺乳類においては、二番目の迷走神経経路が発達してきたことがわかります。哺乳類の胎児の発育を研究しても、やはり発育過程に同様の変化を見ることができます。

未熟児の場合、この新しい哺乳類の機敏な迷走神経が未発達であるため、迷走神経の反応により致命的な事態が引き起こされる可能性が出てきます。新生児集中治療室では、新生児の呼吸が止まり、心拍数が非常に遅くなることがあります。これは迷走神経によって、無呼吸と徐脈が引き起こされたためです。

私たちの多くは、迷走神経反応は「良いもの」であり「健康」を支持すると学んできましたが、妊娠後期に機能するようになる新しい有髄の迷走神経が未発達な未熟児においては、こうした理解は正しくありません。機能的には、妊娠三二週より前に産まれた未熟児は、爬虫類の特徴を持った自律神経系だけしか備わっていません。不随意に起こる無呼吸と徐脈は、爬虫類の防衛反応の現れなのです。月満ちて生まれた赤ちゃんは、新しい有髄の迷走神経を備えています。そしてこの有髄迷走神経は、もう一つの迷走神経回路と交感神経系を制御することができ、恒常性と健康をもたらすように機能することができます。

ブチンスキー：以上が「機敏な迷走神経」ですね。

ポージェス：はい。この迷走神経経路は、哺乳類固有のものであり、この意味においては、「哺乳類の」、「機敏な」および「有髄の」という言葉は同じことを意味していると言ってよいでしょう。

この新しい迷走神経経路は、より植物的で無髄の迷走神経経路とは対比的です。無髄の迷走神経は主に横隔膜の下にあり、有髄の迷走神経は主に横隔膜の上にあります。

横隔膜の上の迷走神経は、主に有髄で横隔膜の上に位置する心臓や気管支などの臓器に向かっており、横隔膜下の迷走神経は、主に無髄で横隔膜の下に位置する腸などの臓器に向かっています。横隔膜下の迷走神経は、爬虫類、魚類、両生類と共通していて、横隔膜下で主に消化器官を制御しています。臨床的な障害が身体に大きな影響を与える段階まで至ると、「いよいよ腹まで来てしまった」《“getting to our gut”》という言い方をするのもこうした背景があります。

横隔膜上の迷走神経経路は、神経による心臓と気管支の制御を行っています。横隔膜上の臓器に対する迷走神経の制御は、主に有髄の迷走神経によってなされています。有髄の迷走神経経路が心臓を制御できなくなったら、交感神経系の影響によって鼓動が速くなるか、あるいは無髄の迷走神経の影響によって急激な心拍数の低下が生じる可能性があります。無髄の迷走神経は、主に横隔膜下の臓器を制御していますが、その無髄の神経線維の一部は心臓にも接続しており、徐脈を引き起こす可能性があります。

こうした神経系については、身体からの合図を見るととてもよく理解できます。ですが、今は脳もあわせて考えていきましょう。これらの迷走神経経路は、実際には脳幹のそれぞれ異なる領域から起始しています。ポリヴェーガル理論には、脳構造と脳機能の理解が組み込まれており、これによってポリヴェーガル理論は、単なる末梢神経の理論を超えるものとなっています。迷走神経は末梢神経ですが、脳から起始し末梢器官に接続しています。二つの迷走神経経路は、脳幹の疑核と迷走神経背側運動核というそれぞれ異なる部位から起始しています。迷走神経の感覚経路は、脳幹の第三の神経核である、孤束核に接続しています。

これは非常に興味深く、また重要なことですが、哺乳類特有の有髄で機敏な迷走神経は、顔と頭の筋肉を制御している神経とともに脳幹部の同じ部位から始まっています。社会性を身に着けている人や、洞察力のある臨床家や教育者は、自分と交流している相手を絶えず見つめています。そして、相手がどんなことを感じているかを理解することができます。

他者の感情を感じることができる能力は、神経生理機能に基づいています。顔と頭の横紋筋を制御している神経は、有髄の機敏な迷走神経と脳幹で接続しているので、他者がどう感じているかを察知し解釈することができるのです。私たちは、顔の上に心を載せている、と言ってもよいでしょう。脳は、この情報を察知し、身体にはそれに応じた反応が自然に起きてきます。洞察力に優れた臨床家は、このことを直感的に知っていました。ポリヴェーガル理論は、このプロセスを論理的に説明しています。

こうしたプロセスが進化していき、やがて自分と同種の他者を見つけたときに、近づいていっても安全かどうかを判断することができるようになりました。安全と脅威の「合図」は、顔の筋肉ばかりでなく、声を制御する筋肉からも発せられます。もし、近づいて来る哺乳類の生理学的状態が活性化されていて、攻撃的である場合、顔と声にそれが反映されます。

人と電話で話していて、声を聴いただけで、何か調子が悪いのではないかと感じることがあります。もし声に韻律が欠けていたり、抑揚に乏しく単調だったりすると、相手が調子を崩しているのではないかと心配になります。韻律は、神経による喉頭と咽頭の筋肉の制御によって生み出されますが、それは有髄迷走神経を制御する脳幹領域で行われています。有髄迷走神経経路は、韻律を生み出すことに関与しており、この迷走神経経路は同時に迷走神経による心臓の制御も行っています。

複数の神経経路の群としての迷走神経

ブチンスキー：先へ進む前に、あと二つ基礎的な問題について確認しておきましょう。生物学的に言うと、迷走神経は一つの神経でなく、脳幹のいくつかの領域で起始して、それぞれが異なる神経経路へとつながっているのですね。

ポージェス：迷走神経は、脳幹に起始する脳神経です。脳神経には一二種類があり、その中には顔の横紋筋を制御している脳神経もあります。筋肉の神経による制御と言うと、一般的には脊髄に起始し、四肢の動きを制御している骨格筋を指します。しかし、脳神経は、顔と頭の横紋筋を制御しており、これは脊髄とは別のものです。顔の表情は、脳から起始する脳神経によって制御されており、体幹と四肢の筋肉の脊髄による制御とは区別されています。加えて、迷走神経は、顔と頭の横紋筋の制御と関連しており、平滑筋と心筋も制御しています〔顔と頭の横紋筋は顔面神経で制御され、顔面神経は腹側迷走神経複合体に含まれる〕。

ポリヴェーガル理論では、脳幹から起始した五つの脳神経に注目しています。脳は、逆三角形をしていると言ってもよいでしょう。皮質が上に広がり、小さな脳幹が一番下にあります。脳の研究、特に脳画像化技術を用いた研究は皮質に注目しており、脳幹を過小評価しているか、無視しています。しかし脳へと向かう情報も、脳から発せられる情報も、そのほとんどは脳幹という最後の共通の経路を通ります。脳幹はすべての基礎であり、脳の構造はこの脳幹という基礎の上に組まれた足場のようなものだと言ってもいいでしょう。生理学的状態を制御しているのは脳幹ですが、それがうまく制御されていないと、高次の認知機能にアクセスして情報を処理することが困難になります。

脳幹の解剖学的構造を見ると、脊椎動物の進化の間に、どのような適応的変化が起こったのかを推測することができます。脳幹の機能は、生理学的状態を制御することです。生理学的状態を変化させることによって、私たちがとる行動の範囲もおのずから決定されていきます。脳幹は、私たちの行動に大きな影響を与えているとともに、私たちの生命を維持し、健康でいられるように恒常性を維持する役割を担っています。この意味で脳幹はなくてはならないものです。

行動制御の問題は、様々な診断名に共通して見られる臨床的な課題です。ポリヴェーガル理論では、行動の制御と、その行動を引き起こす生理学的状態の制御の問題は、自律神経による制御がうまくいかないことに起因していると考えています。行動を制御する機能がうまく働いていない状態は、境界性パーソナリティ障碍、統合失調症、抑うつ症、不安症、自閉症およびその他の臨床的障害に共通して見られます。生活上の状況は変化を続け、そこで求められる対応も時々刻々と変化する中で、自分の生理学的状態を制御するには、レジリエンスが必要となります。

ポリヴェーガル理論を臨床に応用するときには、迷走神経が脳と身体をつなぐ双方向のパイプとして機能しているということを理解する必要があります。迷走神経のパイプは、脳から諸器官へと向かう運動経路、および諸器官から起始して脳へと向かう感覚経路の両方があります。ポリヴェーガル理論は、迷走神経を介しての、脳と身体のコミュニケーションについて論じています。本理論は、末梢器官機能が脳のプロセスに影響していることと、脳のプロセスが内臓器官に影響を与えていることの両方を説いています。本理論では、内臓器官の制御についての概念が刷新されています。本理論を理解すれば、「内臓器官は脳のプロセスとはつながっておらず、脳のプロセスによる指令も受けていない、内臓の海に浮かぶ独立した構造である」という考え方はもはや正しくないということがわかるでしょう。

迷走神経線維は、脳幹の異なる領域から起始、また終結しており、異なる役割を持っています。迷走神経線維は、一部脳から起始して特定の内臓器官へと向かっていますが、そのほとんどは内臓器官から起始して脳へと向かいます。この感覚線維は、内臓器官の最適な制御を助ける監視機能を果たしています。約八〇%の迷走神経線維が感覚線維であり、それらの感覚線維は、脳の特定の部分にアクセスできるかどうかに非常に大きな影響を及ぼしています。

ポリヴェーガル理論では、迷走神経が進化と共に変化したことを強調しています。特に哺乳類の出現に伴って大きな変化が起こりました。哺乳類では、迷走神経経路の制御と、顔の制御が脳幹において統合されました。これによって、私たちの生理学的状態の特徴が顔と声に現れるようになったのです。この変化の適応的意味は明らかです。つまり、もしある哺乳類が激怒している生理学的状態にあることがわかったら、私たちはこの哺乳類と関わりたくないと思うでしょう。

ある同種の哺乳類が、激怒をもたらす生理学的状態にあったとします。もし私たちが近づいていき、彼のパーソナルスペースに侵入したら、彼は防衛体勢を固めるでしょう。哺乳類の防衛行動は、唸ったり、「シャーッ」という音を立てたり、引っ掻いたり、咬みついたりして侵入者を撃退しようとするものです。私たちはケガをしたくありません。ですから「近くに寄ってきてもよい」という「合図」を得たいのです。哺乳類はこの情報を、顔の表情と韻律を含んだ声によって伝えます。これらの機能を制御している筋肉は、心臓を制御する有髄迷走神経に関連しています。安全を示すこれらの「合図」は、私たちの神経系に生まれつき備わっています。

心臓および顔と頭の筋肉を制御している迷走神経が互いにつながりあっていることから、私たちは顔を見たり、声を聞いたりするだけでその人の生理学的状態がわかります。加えて、顔と頭の筋肉の緊張が低い場合、中耳筋は神経系による緊張を失い、捕食者を連想させる低周波音に対して過度に敏感になります。中耳機能にこのような変化が起きると、人間の声を聞いて意味を理解することが困難になります。話を理解するためには、比較的柔らかい、高周波の響きを聴き分けなくてはならないからです。

いくつかの臨床的障害においては、迷走神経による心臓の制御と、神経による顔と頭の筋肉の制御の低下が見られると学術論文に書かれています。顔と頭の筋肉の制御が失われると、情動が平板になり、声の韻律が失われ、聴覚過敏が起こり、口頭による指示の理解が困難になります。顔と心臓の一連のつながりは、統合された社会交流システムを形成しています。そして、いくつかの障害においては、この社会交流システムが抑制され、情動が鈍磨します。さらに、闘争／逃走反応を引き起こす交感神経活性化の閾値が低下します。社会交流システムが幼い頃に抑制されてしまうと、言語の発達が困難になる恐れがあります。

こうした非定型な迷走神経機能と、生理学的状態の制御の理論を、臨床的な障害について当てはめて考えてみましょう。精神疾患ごとの診断基準ではなく、疾患をまたいで共通する特徴について見ていきます。

いくつかの診断カテゴリーをまたいで、共通に見られるのが、行動状態を制御する能力の低下です。また、目に見える行動状態制御の低下とともに、神経による顔の筋肉の制御の低下が見られます。特に顔の上の部分は、ボトックスを注入したときのように、無表情に見えます。目の周りの眼輪筋《がんりんきん》と呼ばれる眼窩筋《がんかきん》は、顔面神経枝によって制御されています。顔面神経は、脳神経です。この顔面神経枝は、中耳の小さな筋肉であるアブミ骨筋の神経性の緊張を制御しています。この筋肉が緊張を失うと、聴覚過敏が起き、背景の雑音から人間の声を抽出することが困難になります（Borg & Counter, 1989）。

中耳筋は、身体の中で最小の骨を制御しており、鼓膜に当たる、どの音のエネルギーを内耳、さらには脳に伝えるかを決めています。中耳筋が適切に収縮しないと、低周波の雑音に悩まされることになり、人間の声を理解する能力が低下します。こういうときの適応行動は、音源から離れることです。そのため、聴覚過敏の人は社会生活から離れて引きこもりがちになります。

ここで大切なことは、私たちが声や表情によって伝えているのは、実は自分たちの生理学的状態であるということです。こうした「合図」を出すことで、この人に近づくことは安全かどうかを伝えているのです。「合図」を出したり、読み取ったりする能力は、私たちの生理機能にもともと埋め込まれており、哺乳類の進化の歴史の一部を形成しています。

私は実験室で、乳児の泣き声の音響的特性と心拍数を測定し、そこに有意な相関があることを発見しました（Steward et al., 2013）。高い調子の泣き声は、心拍数の速さと関連がありました。さらに、妻の実験室において、小型げっ歯動物のプレーリーハタネズミについての研究を行いました。私の妻、スー・カーターは、オキシトシンが社会的絆の形成に果たす役割を発見した科学者です。彼女はプレーリーハタネズミが声を発している間の心拍数を測定し、発声の音響特性と心拍数に有意な相関があることを発見しました（Steward et al., 2015）。

乳児とプレーリーハタネズミ両方の研究において、声が迷走神経による心臓の制御を反映していることが明らかになりました。乳児もプレーリーハタネズミも、彼らが「どう感じているか」を同種の他者に伝えていました。これは、私たちが他者と交流するときに行っていることの一例です。声の韻律によって、自分は今辛くて、小さなことにも激しく反応してしまうのか、それとも落ち着いていて、近づいても安全であるかを、認知のレベルではなく、相手の生物学的状態に影響を与えることでコミュニケーションしています。

これを人間関係、特に人と会ったときに当てはめて考えてみましょう。私たちはこんなふうに言います。「あの人は肩書も立派だし、頭も良さそうだし、言っていることももっともだ。だけどほら、とにかく信用する気にならないんだ」。その人が物理的に一緒にいて安全かどうかを神経系が読み取って、その結果、「その人物を受け入れることは要注意である」という「合図」を出しているのです。

神経系に埋め込まれた重要な進化の産物の一つは、神経系が声の韻律を聞き分けて、それを手がかりとして防衛反応を抑制していることです。防衛を抑制する機能は、新しい有髄迷走神経によりもたらされています。

迷走神経と心肺機能

ブチンスキー：博士は、心肺機能と迷走神経についてもたくさんの知識をお持ちです。それをまとめて教えていただけますか？

ポージェス：第一に覚えておいていただきたい点は、心肺系は血液に酸素を送り込む役割があるということです。酸素は、人間をはじめとするすべての哺乳類が生きていく上で必要です。十分な酸素がないと、私たちは死んでしまいます。迷走神経は、血液に酸素を加える上で重要な役割を果たしています。迷走神経は、気管支の抵抗と血流を律動的に制御することによって、血液中に酸素が拡散するのを促進しています。

ある人に、高血圧症、睡眠時無呼吸症および糖尿病などの疾病の合併が見られたら、それは、この人の有髄迷走神経が機能不全に陥っていることを示しています。

こうした疾病の多くは、しばしば精神医学および心理学と関係しています。なぜなら生理学的状態を制御している有髄迷走神経を含むシステムは、環境から来る社会的「合図」によって大きく影響を受けているからです。社会交流システムを制御している神経回路は、「健康」、「成長」および「回復」を支持している神経回路でもあるということが、大変重要な点です。

これは、別々の障害でもなく、別々の病気でもなく、別々の専門領域でもありません。一方は内科で治療し、もう一方は心理学と精神科で治療するのではないのです。これは統合された生理学であり、「健康」、「成長」および「回復」を制御しているとともに、「自分は安全なのだ」と感じることを可能にする社会交流システムをも同時に維持促進しています。

今回（第4章）のインタビューでは、「安全」という言葉をこれまで使ってきませんでしたが、「安全」はここでも重要なテーマです。もし私たちの神経系が安全を察知することができたら、もう防衛的である必要はありません。防衛的でなければ、自律神経系の回路は「健康」、「成長」および「回復」を支持するようになります。それはヒエラルキーを成していて、神経系にとっての最重要事項は、私たちが「安全である」ということです。安全であれば、数々の奇跡が起こります。社会的交流ができるようになるというだけではありません。脳の特定の領域にアクセスすることができるようになるため、快感を得ることができるようになり、おおらかで、創造性に富み、積極的になることができるのです。

ブチンスキー：それでは、博士は「ストレス」をどのように定義されますか？

ポージェス：「ストレス」は、私たちが日常的に使う言葉になっています。そして昨今は、「良いストレス」と「悪いストレス」などという言葉も出てきました。これは非常に混乱を招く言葉で、むしろ私は「ストレス」という言葉自体、使いたくないと思います！

「ストレス」と言うと、それは「可動化」を意味することが多いのですが、「可動化」自体は悪いわけではありません。「可動化」は哺乳類であることの一部で、人間であることに不可欠なものです。問題は、「可動化」が機能的な成果をもたらさないときです。これは、「不適応な可動化」と言ってもよく、それが俗に「ストレス」と言われているものではないかと思われます。

例をあげましょう。例えば、あなたがインタビューをされたり、したりするのが嫌いだったとします。するとこの場であなたの生理学的状態は変化し、心臓の鼓動が速くなり、ここから逃げ出したいと思います。しかし逃げ出すことはできません。だとしたら、この生理学的状態は機能的な成果をもたらすことができません。つまりそれが不適応ということです。

第六感と内受容感覚

ポージェス：現代社会では、身体感覚についての重要性は無視され、軽視されてきました。自分の行動を管理する戦略として、私たちは身体が伝えてくるフィードバックを無視するように教えられてきました。

高度に構造化され、社会化された環境内で成長する場合、私たちは自分の肉体的欲求に反応しないように、つねに自分自身に言い聞かせています。本当は立ち上がって動きたくても、長時間じっと座ったままでいるよう自分に言い聞かせます。トイレに行きたいという衝動を感じても、我慢します。お腹がすいても、食べるのを我慢します。これらの衝動や感情を抑制しているとき、私たちは生理学的過程を制御しているフィードバックループの感覚の部分のスイッチを切っているか、少なくとも抑制しようと試みていることになります。

内受容感覚*は、内臓から脳へのフィードバックを表しています。内受容感覚を理解するということは、異なる生理学的状態からのフィードバックが、それぞれ脳の異なる領域を刺激し、意思決定、記憶の検索、およびその他の認知的プロセスに影響を与えているのを理解することになります。

ブチンスキー：それは高次のレベルのプロセスと関連していますか？

ポージェス：はい、ある意味において関連しています。もしひどい胃の痛みがあったら、高次の認知的作業をうまくこなすことができますか？　胃の痛みがあると、内臓からのフィードバックによって複雑な問題を考察し解決する能力が制限されます。しかし私たちの文化には、こういう現象にうまく対応する方法がありません。「痛みを感じたら、薬を飲めばよい」という考え方で問題に対処しようとします。しかし、もしこの痛みが、あなたを助けるために何かを知らせようとする身体からのメッセージだったら、どうでしょうか？

私は、しばしばニューロセプションという概念について言及しています。そして内受容感覚は、このニューロセプションと混じりあっています。ニューロセプションとは、無意識下でなされる環境内のリスクについての神経系による評価です。ニューロセプションが起こると、私たちは、なぜこうした感覚が誘発されたのかを説明するナラティブを生み出そうとします。興味深いことに、ニューロセプションを引き起こした「合図」には気づいていないにも関わらず、私たちはしばしば、ニューロセプションによって引き出された生理学的反応には内受容感覚を通じて気づくことがあります。

では、例をあげて説明しましょう。あなたはある人に出会います。その人は、賢そうで肉体的にも魅力的ですが、あなたはその人物には惹かれません。なぜなら、その人の声に韻律が欠けていて、顔の表情が平坦だからです。あなたはなぜそう感じたのかはわかりません。ただ、ニューロセプションを通じて、身体が反応しています。「この人は捕食者か、少なくとも安全ではない」と。そして、身体の反応をうまく説明してくれ、自身が納得できるようなナラティブを作ろうとします。

迷走神経緊張はいかに情動と関係しているか

ポージェス：迷走神経緊張、さらに言えば、心臓迷走神経緊張とは何か定義してみましょう。様々な論文の中で、迷走神経緊張は、心臓に対する有髄迷走神経経路の機能を反映しているものとして言及されています。この構成概念は自発呼吸と同様の周期で起こる心拍間隔のゆらぎの大きさを定量することで測定されます。一定のパターンを示す心拍間隔の周期性変動は、呼吸性洞性不整脈（ＲＳＡ）として知られています。息を吸うときは、心臓への迷走神経の抑制機能が低下し、息を吐くときには心臓への迷走神経の抑制機能が増大します。このように、心臓への迷走神経の働きは呼吸に深く関連しており、これがこの現象の計測法の生理学的基礎になっています。迷走神経緊張の計測には、心拍変動というより包括的な記述統計法が用いられてきました。

さて、迷走神経緊張と情動制御について考えましょう。「情動」は複雑で、捉えどころがありません。なぜなら、情動には様々な表現および感覚が含まれており、これらはそれぞれ異なる体系に制御されているからです。情動は、様々な生理学的構成概念の集合ですが、すべての情動が同じ生理学的な経路を通して形成されているわけではありません。

情動表現の一つとして、声は重要な役割を果たしており、哺乳類の新しい有髄迷走神経と関連しています。声と顔の表情は、迷走神経を制御している脳幹領域によって制御されています。有髄迷走神経経路は、声の韻律の制御に直接関与しています。

有髄迷走神経の制御を失うと、表現できる情動の種類が変わってきます。顔の上部の筋肉は緊張を失い、顔の下半分の筋肉の緊張が増す可能性があります。なぜなら、顔の上半分は安全を伝える重要な「合図」を発することに使われ、顔の下半分は咬みつくといった闘争／逃走行動を引き起こす防衛反応系に関与しているためです。

迷走神経の活動と情動は関連しあっていますが、情動には二つの特徴があります。一つ目の特徴については、すでにお話ししたように、顔と頭の横紋筋の制御、声の抑揚、および迷走神経による心臓の制御がすべて関連しあっているという点です。二つ目の特徴は、交感神経系に深く関わっており、「可動化」と生理学的状態との相互作用を反映しています。可動化されていると、表現できる情動の範囲は大幅に減少します。可動化しているときは、有髄迷走神経経路の影響を抑制しなければならず、心臓への迷走神経緊張も減少します。

例えば、二人の人がランニングマシンの上に並んで非常に速く走っているのを想像してください。速度を上げて走っている二人の生理学的状態には、交感神経系が大きく関与しています。このように可動化している状態では、情動表現の範囲は制限され、相互交流の閾値が低くなっているのがわかるでしょう。もちろん走っているときの生理学状的態では、顔の表情や声の韻律の制御をすることができないのは、直観的にわかるでしょう。

ブチンスキー：情動制御に迷走神経の制御が大きく関与しているとすると、迷走神経の働きが妨げられると感情障害が起きるのでしょうか。

ポージェス：もしくは、意図の読み間違いです。私たちは表情を動かなくすることができます。もし顔の上半分にボトックスを使ったら、いきいきとした表情は抑制されます。活気と幸せは、目の周りの眼窩筋である眼輪筋で表現されます。私たちは、顔の上半分から情動の「合図」を読み取ります。それが動かない状態だと、情動反応を判断し損なう恐れがあります。もし、心臓の迷走神経による制御を抑制したら、迷走神経を制御している脳幹領域は顔も制御しているので、社会的交流において問題を抱えることになるでしょう。

医薬品を服用している場合、別の問題が起きる可能性があります。薬の多くには抗コリン作用があります。薬によってコリン作動性経路が遮断されるのです。迷走神経は、主要なコリン作動性末梢経路なので、薬によって生理学的状態も変化し、その結果、情動表現の範囲が変わってしまう恐れがあります。

ヴェーガル・ブレーキ

ポージェス：胸がドキドキして今にも心臓が飛び出そうになることなしに、私たち二人が、こうして落ち着いて座っていられるのはヴェーガル・ブレーキのおかげです。ヴェーガル・ブレーキは、有髄迷走神経によって制御されており、心拍数を落とす機能があります。ヴェーガル・ブレーキは心臓のペースメーカーである洞房結節《どうぼうけっせつ》に影響を与えており、これも有髄迷走神経の機能の一つです。

私たちは普段忘れていますが、この迷走神経の働きなしでは、心臓は一分間に二〇から三〇速く鼓動します。心臓のペースメーカーの機能を抑制するヴェーガル・ブレーキがなければ、心拍数は一分間に九〇を超えてしまいます。私たちが生まれながらに持っている心臓のペースメーカーである洞房結節の本来の拍数は非常に速く、そのため迷走神経がブレーキ機能を果たしています。

迷走神経は、心拍を落とすようペースメーカーをコントロールする「ブレーキ」になります。これは、適応反応としても大変役に立ちます。もし心拍数を一分あたり一〇、または二〇上げたい場合、ブレーキを緩めればよいのです。交感神経系を刺激する必要はありません。交感神経系の働きはおおざっぱで、微調整をすることが難しいため、交感神経を活性化させてしまうと、激高したりパニック状態に陥る恐れがあります。哺乳類には、交感神経系を活性化しなくても、可動化を促進するために心拍数を上げるすばらしい能力があるのです。ブレーキを緩めるだけで、繊細な調整ができるのです。

ニューロセプションはどのように機能するか：「脅かされた」と感じるか、「安全である」と感じるか

ポージェス：私たちの神経系は、周囲から特定の兆候を検出するように進化しました。音響特性であれ、相手のしぐさであれ、私たちの神経系は即座にそれらの特徴を解釈しています。この解釈のほと

んどは、認知のレベルにないので、「知覚」という言葉ではうまく表現できません。そのため、私は「ニューロセプション」という言葉を作りました。神経系はリスクに意識的に気づくことなくリスクを評価し、交渉するか、切りぬけるか、あるいは必要な神経系を刺激して反応を起こさせるか、その状況にもっとも適した反応をするということです。

ある人が、素敵な笑顔で、優しい抑揚のある声ではきはきと話していたとします。するとあなたはとても心地よく感じて、その人のそばに行きたいと感じるでしょう。すると周囲の雑音が消えます。あなたはその人に惹きつけられ、身体の状態が落ち着きます。なぜなら、その人の社会交流システムによって、あなたのニューロセプションが「安全である」と察知したからです。

対照的に、ぶっきらぼうで声に韻律がない人がいたら、即座にあなたの神経系は反応し、身体はその人物から距離をとりたがります。その人は、「安全ではない」という合図をあなたに送り出しているのです。これがニューロセプションの例です。

低周波の低い声で、大きな声を出す男性がいます。特に女性と子供たちは、こういう男性のそばには寄り付きません。この場合、ニューロセプションを通して、あなたの気づかないうちに神経系が解釈をしているのです。

ブチンスキー：ニューロセプションは、直感の生理学的な一面なのでしょうか？

ポージェス：たしかにそういう言い方もできます。ニューロセプションは、リスクに対する生理学的反応とも言えます。しかしここには二番目の段階があります。ニューロセプションを誘発する環境の特徴に気づいていなくても、私たちは自分の生理学的反応に気づいていることが多くあります。これらの生理学的感情が、私たちのナラティブに影響を与えることがあります。私たちは、自分でもわけのわからない感情に当惑することがあります。「私はこの人が好きだ。／私はこの人が好きではない。／この人は私を粗末に扱う。／ショッピングモールに行くのは好きではない……」。この人は、自分のナラティブを一貫したものにしたいと思っています。筋が通っていない、この混乱した反応を自分にとって理にかなうように整理しようとします。

ブチンスキー：こういう状態を、今までにたくさん見てきました。トラウマを持つクライアントに対処しているときや、その他の臨床的な問題を扱っているとき、対人関係においてさえも、こういう反応をよく目にします。

ポージェス：はい。ここで大切なのは、ある人が可動化した防衛反応か、不動化したシャットダウンのどちらかに陥った経験がある場合、身体が引き起こした反応について自分を納得させようと、入り組んだナラティブを作り上げてしまうことがあるのです。ですので、身体反応を理解するとともに、こうした反応が、生理学的状態を変化させ、さらには外界に対する認識に偏向をかけているのを認めることが大事です。生理学的状態が他者への認識に影響することを理解してもらうことで、クライアントが自分のナラティブの書き換えを進めることを可能にします。

例えば、胃痛があったとします。胃に疾患を抱え、ひどい胃痛に悩まされているところを想像してみてください。そんなとき、周りの人とどんなふうに接しますか？　協力的で親しげに振る舞いますか？　それとも、ちょっとしたことにもイライラと反応し、気難しくなりますか？

胃が痛かったら、人づきあいはうまくできないでしょう。では、胃痛や胃拡張のせいではなく、環境からの刺激を感じて神経系が反応している場合は、どうなるでしょうか？　突然、あなたは理由もわからずイライラします。そこであなたは、そこにいる人を責めますか？　それとも、この複雑な世界を少し抜け出して、安全な場所を見つけようとするでしょうか？

神経系のためになにかがうまくいかなかったら、私たちは行動することで解決します。神経系がニューロセプションを通じて危険や恐怖を検出したら、自分を叱咤して「なにがなんでもここに留まらなければならない」と言うのではなく、なんとかこういう状況を回避するために知恵を使ったほうがよいのです。もし私たちが賢明なら、自分の身体に聞くことでしょう。しかし、身体の声を聴かないと、私たちは自分を落ち着かせることができず、行動化します。つまり、神経系のせいで失敗してしまうのです。行動化という言葉自体、専門用語になっていますね。子供がかんしゃくを起こすのと同じで、問題行動を起こしてしまいます。

社会的場面で防衛反応を抑制することができないと、神経系のせいで問題行動を表出し、失敗してしまいます。しかし願わくは、より成熟した人として、神経系の特性を理解し、思慮深く行動することができるとよいと思います。そして、自分の身体をあまり厳しい要求をされないような状況へと移動させることができるのが望ましいのです。

ほとんどの人々は、友人が近くに来ると安心感を覚えます。一方で、知らない人が近づいてきたら、神経系は別の状態に移行し、「ここから出なければならない。私はこの人物を信用していない。私は安全でない」と、告げるのです。

ニューロセプション：脅威と安全への反応

ブチンスキー：博士は、別の概念である境界性パーソナリティ障碍を持つ人についても、「彼らは『ヴェーガル・ブレーキ』の維持に困難を抱えている」と仮説を立てられていますね。

ポージェス：はい。これは、環境内のリスクを、ニューロセプションを通して身体が検出することと関係しています。境界性パーソナリティ障碍を持つ人は、非常に保守的なニューロセプションの戦略を持っているようです。

例えをあげましょう。飛行機で旅行するとします。空港でセキュリティ・チェックを受ける際、運輸保安職員に質問されます。境界性パーソナリティ障碍を持つ人の神経系は、まるで自分自身のための運輸保安職員がいるかのように、一人一人を厳しくチェックします。運輸保安職員も境界性パーソナリティ障碍を持つ人も、神経系はこう言っています。「乗り込みなさい」あるいは「乗り込んではいけません」。

もし飛行機にテロリストがいないことを一〇〇％確実にしたい場合、運輸保安職員は、誰一人として飛行機に乗ることを許すことができません。ここでは、飛行機は境界性パーソナリティ障碍を持つ人の身体で、運輸保安職員はニューロセプションです。運輸保安職員が飛行機内にテロリストが一人もいないことを保証するのと同様に、境界性パーソナリティ障碍を持つ人の神経系は、誰一人として信用しないのです。境界性パーソナリティ障碍を持つ人にとっては、どんなリスクであっても耐え難いので、誰も近づけようとしません。

ここで注目したいのは、境界性パーソナリティ障碍を持つ人のニューロセプションは、極めて低い閾値に設定されており、「他人がどんな特徴を持っているとしても、私は人を近づけない。私は彼らに激しく反応するし、彼らから逃げるつもりだ」と伝えていることです。ほとんどの人が反応しないような環境中の「合図」に対しても、境界性パーソナリティ障碍を持つ人は、防衛反応が誘発されます。これが問題なのです。

ブチンスキー：ではこうした考えに従っていくと、次はどうなるのでしょうか？

ポージェス：まず、その考えを理解する以外のことはしないことにしましょう。理解する以外、何も介入しないのです。このことを理解して、これらの特徴をセラピストと境界性パーソナリティ障碍を持つ人に知らせたら、それだけでクライアントの反応が変わっていくことがあります。「なぜ自分がこういう行動をとってしまうのか」が理解できると、トップダウンの制御によって一定の変化がもたらされることがあります。

少し話題を変えて、トラウマについて話したいと思います。それから再び境界性パーソナリティ障碍について戻りましょう。私は、トラウマを扱うセラピストのグループに話をすることがよくあります。そのときいつも話すことは、トラウマを受けたとき、身体は意味があって特定の反応を示すのだということ、そして身体は英雄のように行動しているのだと理解してもらいます。身体は私たちを助けています。身体が言うことを聞かないわけではないのです。身体はなんとか私たちが生き延びることができるように助けているのです。

しかし、身体が生き残りをかけて、反射的にシャットダウンしたとすると、この状態から社会交流システムを育む安全な状態に戻るのはとても難しいのです。機能的に生理学的状態を変化させる身体反応は、随意的でないことを理解することが大事です。反射的にシャットダウン状態に陥ったときには、随意的に動ける範囲が非常に狭くなります。私たちの身体は変化したのです。今までとは違うのです。身体は、社会交流システムではなく自己防衛行動を支持するように変化したのです。

私はセラピストたちに、身体がなんとか生き残れるように働いてくれたことはすばらしいことなのだとクライアントに話すように勧めています。クライアントは、生き残ることが大事だったと理解する必要があります。クライアントは世にも恐ろしい体験を耐え抜いたのです。ですから自分自身を勇者として扱う必要があるのです。

セラピストたちは、私の言葉を自分たちの臨床に活用してくれています。セラピストたちは、クライアントにこうしたことを話し、良い結果を得ているようです。多くはメール経由ですが、役に立っているという声を聞きます。あるクライアントは、こんなふうに言いました。「これを理解できたとき、私自身についてのナラティブが変わりました。もう自分の身体が社交的に反応できないことを貶めるのはやめました。自分の身体が自分のためにしてくれたことを理解したことで気分が良くなり、急にあらゆるものが好転し始めました」。

トラウマの刺激に関して脱感作させるために暴露療法〔不安や苦痛を克服するため、患者が恐怖を抱いている物や状況に対して、危険を伴うことなく直面させる行動療法〕を用いるセラピストがいます。しかしこれは、クライアントの生理学的状態、そして防衛反応が起きているときの状態について十分理解していないと言わざるを得ません。クライアントの生理学的状態を考えると、この手法では、クライアントの反応性を下げていくというよりも、むしろトラウマ的な出来事に伴う刺激に対しての感度を上昇させる恐れがあります。

トラウマの「合図」によって惹起される防衛反応に真っ向から立ち向かう代わりに、トップダウンの影響を通じて防衛システムを落ち着かせていくことが必要です。防衛システムを鎮めていくために、身体の仕組みを理解し、それに敬意を示すのです。セッションの中で防衛反応を起こさせるよりも、身体はすばらしいことをしたのであり、恥じるどころか、誇りに思うべきなのだと理解するのです。このようにトップダウンの知識や理解が組み込まれ、新たなナラティブが形成されることにより、変容が起こることがあります。これは、自分に優しくすることを推奨する治療戦略とも一致します。

防衛反応を引き起こす閾値が低いのは、境界性パーソナリティ障碍を持つ人の特徴でもあります。もちろん、境界性パーソナリティ障碍を持つ人の病歴には、多くの場合非常につらい出来事が数多く記録されています。早期トラウマ体験と境界性パーソナリティ障碍の診断の間には連続性が見られます。おそらく、トラウマと虐待体験が神経系を刺激し、「誰も飛行機に乗り込んではいけない」という運輸保安職員のような状態になっているのでしょう。これは適応的な反応で、このおかげで彼らは生き延びることができたのです。境界性パーソナリティ障碍を持つ人は、今改めてこうした反応の特性は適応的防衛反応だったのだと理解する必要があります。そして、とにかく生き残ったということに誇りを持ち、自分に腹を立てたり、失望したりすることなしに、自分が抱えている制約について理解できるのです。

ブチンスキー：そのお話から、現在行われている「思いやり」の研究を思い出しました。自分に対して「思いやり」を持って接することで、行動変容に非常に大きな影響を及ぼすことがわかっています。さらに、抑うつや不安にも効果をもたらします。博士の理論は、人々が自分にも「思いやり」を持つ機会を増やすことになるでしょう。そうすると、脳もまったく違った状態に入るのでしょう。

ポージェス：まさに、私たちが話していることは、脳を含んだ神経系を安全な状態に置くということです。では、少し別のことにも触れます。「思いやり」という言葉は、マインドフルネスでも使われています。マインドフルネスの根底にあるのは、「安全である」ということです。マインドフルネスとは、何事も評価したり批判したりしない状態にいることが含まれています。なぜなら安全な状態にいる限り、防衛システムを賦活することは難しいのです。

自分自身のことが嫌いで、誰かに対して怒りを感じていると、人は防衛的になります。つまり、古い神経構造を採用しているのです。防衛反応と評価されるときの反応には共通するものがあります。

私たちが評価を受けるときは、防衛反応を引き起こす生理学的状態にあります。境界性パーソナリティ障碍の中核にあるのは、慢性的に評価されているという感覚であり、ニューロセプションはつねに危険を察知しているのでしょう。そのため、慢性的に防衛状態が起きており、これが他者の見方に否定的な偏向をかけていると考えられます。

新奇な出来事：哺乳類と爬虫類の反応の違い

ブチンスキー：それでは、次は新奇な出来事について話していきたいと思います。哺乳類と爬虫類では、新奇な出来事に対する反応に大きな違いがあるとおっしゃいましたね。哺乳類は新奇なもの対して直接的に注意を向けてコミュニケーションをとる一方で、爬虫類はそれほど反応しないのですね。

ポージェス：哺乳類は新奇な体験が大好きです。もちろん安全な環境内であれば、ですが。仔イヌや仔ネコ、あるいは仔ネズミのことを考えてみてください。彼らはいつも遊んでいます。目新しいものを見つけると、行動し、母親から離れます。しかし、危険や恐ろしいことがあれば、母親のところに戻ります。

矛盾しているように聞こえるかもしれませんが、新しいことに大胆に挑戦する人は、同時にもっとも効率的な退路を持っている、または持っていた人でもあります。人は、ただ「目新しいから」というだけの理由で行動しているわけではありません。人生において、物事を大胆に考える人は、進んで

「賭け」に出ます。彼らは、初めての体験であっても、不安ではないのです。彼らはまた、強い社会的なサポートネットワークがあり、その「賭け」が命を脅かすようなことだとは感じていません。

私たちは、爬虫類モデルに対して、理想的な哺乳類モデルを支持する環境的な、あるいは社会的な仕組みを作り上げることができます。哺乳類モデルでは、他者をエンパワーし、物事をより多く共有し、共感的で、相手を気遣います。一方、爬虫類モデルでは、孤立し、大胆さを養うことはありません。

ブチンスキー：なるほど、非常に納得できます。しかし、一つだけ腑に落ちないことがあります。中には、目新しさに飛びついてばかりで、いつも自身を危険にさらすことを望み、そうせずにはいられない人がいます。

ポージェス：それについても考えました。多くの人にとって最適な行動モデルについてお話ししましたが、一方で、極端に言えば社会病質者や例外的な行動についても同様に説明することができます。ここで大切なのは、より健全な行動には、他者との交流が含まれているということです。

ある人が新奇な体験としてバンジージャンプに関心を持ったとします。このとき、友人の顔を見つめながら一緒にバンジージャンプをするとか、他の人の腕の中でスカイダイビングしているのと、不動状態を避けるために、絶えず可動化するように神経系を刺激し続け、永遠に一人で次々と何か行動し続けることとは違いがあります。

ブチンスキー：なるほど。ではそうした例外は脇に置いておくとして、大胆に新しいことに挑戦する人は、安全な状態に戻る一番有効な道を持っているということですね。

ポージェス：トラウマの場合、トラウマを受けた人は新奇な体験を求めませんし、安全な状態へと戻る道を持っていないということです。

神経エクササイズとしての「あそび」

ポージェス：では、今度は「あそび」について話します。私は、トラウマについての理解は、あそびについてのより深い理解によってもたらされると考えています。あそびは、防衛システムと受け取られかねない行動に、社会交流システムが随伴しています。つまり、私たちは可動化していますが、お互いに傷つけあったりはしません。哺乳類におけるあそびの決定的な特徴として、顔と顔を見合わせて交流することがあげられます。哺乳類が「あそんで」いるときは、自分は安全であり、信頼していという「合図」を、顔の表情を通して絶え間なく相手に伝えています。そして、お互いに顔が見えないときは、声で「合図」を出します。これは、「私と一緒にいて安全だ」と他者に伝えていて、こうした行動は哺乳類のいくつかの種に見ることができます。

子供が遊んでいる際、顔と顔を見合わせる交流をしていないと、ケガをする危険が高くなります。遊び場に行くと、誰もこの子とは遊びたくないと思う子供がいます。こういう子供はたいてい、自分の生理学的状態をうまく調整できないという問題を抱えています。他の子供が社会交流システムを使おうとしているとき、彼らは可動化し、社会交流システムの重要な「合図」を見逃しています。その結果、すばやく逃げることができない子供が、ケガをすることになってしまいます。しかし彼らは、友だちを傷つけようとしているのではないのです。単に他者に気づかず、社会交流システムの「合図」を読んでいないのです。

心の健康を取り戻すには、あそびの特徴を利用するとよいと思います。あそびには、可動化と可動化の抑制の両方が含まれています。ポリヴェーガル理論でも神経系のヒエラルキーについて説明していますが、社会交流システムは、効果的に可動化を抑制できるのです。

私が学生だった頃、あそびの適応機能は、闘争／逃走スキルを訓練していると言われていました。これは、仔ネコのような小型の哺乳類の子供のあそび行動の説明として教えられました。ポリヴェーガル理論の中で説明している自律神経状態のヒエラルキーを理解することによって、この解釈を再定義することができます。ポリヴェーガル理論の視点では、あそび行動の主要な適応機能は、狩りや闘うスキルの訓練ではなく、状態調整のスキルを発達させることにあります。あそびは機能的に、神経系の三つの状態、つまり社会交流、可動化、不動化の状態を、恐れを感じることなく行ったり来たりできるようにするための、哺乳類特有の神経エクササイズであると言ってよいのです。この神経エクササイズはレジリエンスを高めるとともに、親しい他者と物理的に近づいたとき、恐怖のない不動状態に入ることができるよう、様々な生理学的状態をスムーズに移行できるようにしていきます。

仔ネコや仔イヌを観察すると、彼らはあそんでいる間はつねに顔と顔を見合わせています。彼らは、兄弟たちとあそぶ一方、警戒もせずに彼らと安心して一緒に眠ります。あそびの条件が守られていれば、危険ではないからです。彼らは社会交流システムを用いて、機能的に可動化を抑制しています。これをポリヴェーガル理論の用語で解説すると、彼らは有髄迷走神経を使い、交感神経系の活性化を抑制しているということになります。

私たちの文化では、可動化を伴わない電子機器でのゲームをあそびと混同しています。そして、他者と関わらず個人でするエクササイズと、社会的あそびも混同しています。エクササイズは対面での交流がなく、社会交流システムを用いておらず、単に闘争／逃走行動を支持する生理学的状態を作り出しています。

ブチンスキー：強いストレスを受けている間、迷走神経緊張が身体の制御を担っているとしたら、迷走神経が身体を害することもありえますか？　特にトラウマ的な経験や破壊的な出来事が起きたとき、身体を害する可能性があるのでしょうか？

ポージェス：「害する」というのは、複雑な言葉です。繰り返しになりますが、私がポリヴェーガル理論に組み込もうとしている理念の一つは、生理学的反応は良くも悪くもなく、単に事態に適応しようとした結果だということです。

ですから、私たちは、それらの適応反応がその場の状況に合っているか合っていないかを見極めなければなりません。そうすれば、自律神経系の状態が変化したことによって反応が起きているという現象に対し、私たちがそれを良いとか悪いとかレッテル貼りをする、いわゆる「エセ道徳のベニヤ板」を剥がすことができるのです。

ある人がトラウマ的体験のあとに社交的でなくなってしまうと、何かがおかしいと見なされることがあります。しかしそう考える代わりに、これは彼らの身体が傷や死、痛みを和らげている適応的な、さらには奇跡的な戦略としての神経系の変化なのだ、と考えることができます。

迷走神経によって害がもたらされるという点は興味深いです。横隔膜下の迷走神経が防衛に用いられているとき、横隔膜下の器官の生理学的機能に問題が生じることがあります。これは多くの場合、消化の問題として現れます。あるいは他の症状が起こり、内科の診察や治療を受けることになります。

トラウマを受けた人は、この古い迷走神経の防衛システムに大きな影響を受けています。トラウマの履歴がある人々の臨床的な症状を見ると、肥満だろうと消化の問題だろうと、あるいは他のタイプの神経生理学的な問題だろうと、多くが横隔膜下の臓器の問題です。

ブチンスキー：ではその問題をもう一度討議してみましょう。博士は、こうした問題に迷走神経が関与している可能性があるとおっしゃっていますよね？

ポージェス：今までの迷走神経の理解で欠けているのは、主に横隔膜下の器官に向かっている、進化的に古い無髄の迷走神経が防衛に使われることがあるという点です。

失神や解離などを伴う不動化が生き残りのために使われるということはすでに理解していますね。しかし、この防衛システムを採用したことが健康に対してどのような影響を与えるかについては、まだ考えていないかもしれません。シャットダウンし、不動化する防衛反応が生じると、横隔膜下の迷走神経の影響により、恒常性が撹乱され、急上昇または停止のいずれかに陥る恐れがあります。これによって、横隔膜下の器官に健康問題が次々に起きてきます。古い横隔膜下の迷走神経の神経制御は、トラウマと併発して起こることが多い過敏性腸症候群、線維筋痛症、肥満、およびその他の胃腸の問題などの原因の一端になっている可能性があります。

一九五〇年代に遡ると、ある特定の胃腸障害がある場合、外科医は迷走神経切断術を行っていました。迷走神経切断術とは、外科手術で横隔膜下の迷走神経枝を切ることです。横隔膜下の迷走神経枝は、消化器の酸の分泌と制御に関連しているので、迷走神経切断術が消化性潰瘍疾患を治療する医学的な処置として行われていました。今は、迷走神経切断術は一般的な処置ではありません。

ブチンスキー：迷走神経を切断したら、どういう結果が起きましたか？

ポージェス：この手術は、臨床症状に対処するという点からは、あまり効果的ではありませんでした し、心理学、生理学的分野において私が知る限り、誰も、消化器から脳への神経フィードバックを断ち切ったことの影響について研究していません。

このとき外科医たちは、運動経路を切るだけではなく、神経枝の感覚成分まで切断してしまいました。そのため横隔膜下の迷走神経から神経的な入力を受け取っていたその他の臓器にも影響が及びました。

思い出してください。今の医学的モデルは、「標的臓器を定めなさい。それが機能不全だったら、その臓器を調整しなさい。もし、標的臓器が過剰反応するなら、その標的臓器への神経的な影響を遮断しなさい。薬物を用いてそれを行いなさい」というものです。かつてはこれを外科手術で行っていました。より進んだ戦略は、これらの症状の神経的フィードバックを理解すること、および適応機能に沿って起きてきている反応をモニターすることでしょう。

ブチンスキー：そうですね。薬は迷走神経を手術で切ってしまうよりは、まだ進歩したと言えるかもしれません。しかし本当に大切なのは、どのような機能なのかをもっと理解することですね。

ポージェス：ええ。MRIで私がパニック反応を起こしたことをお話ししました（第2章参照）。緊急時における薬物の使用は、ある特定の状況で神経系の一部が機能不全に陥ったり、抑制されているときに、その人をうまく機能させる上で非常に重要な役割を果たします。

ブチンスキー：しかし、博士がMRIを受けなければならなかったのは、ごく数回のことですよね。もし、仕事に行くのにエレベーターに乗って二五階に行かなくてはならず、そのために毎日薬を飲まなければならないとなったらどうでしょう。

ポージェス：短期と長期の薬物の使用については重要な違いがあります。私たちは、緊急時に薬物を使用することはよく知っています。しかし私たちの社会では、緊急時に薬を使うことの効用を、そのまま習慣的な薬の使用にも当てはめてしまっています。不安や、人前での講演、あるいはエレベーターに乗ったりすることの対処方法として、β遮断薬を服用している人がいます。β遮断薬は、交感神経系の働きの一部を遮断し、可動化と過覚醒を可能とする適応的防衛反応を働かないようにさせます。しかし不安は、可動化と過覚醒を促進する同じ神経状態から生まれます。交感神経が活性化して防衛状態が引き起こされてしまうために経験できなかったことも、β遮断薬を服用し、交感神経の作用を一部抑制すれば、体験することができるようになります。

ほとんどの場合、神経系の重要な適応的部分の機能を遮断する恐れがあることを考慮することなく、薬物が処方されています。一旦、β遮断薬を服用したら、交感神経系の一部の働きが遮断されます。この薬は広く一般的に使用されていますが、これによる健康と行動への長期的な影響はどのようなものになるのでしょうか？

迷走神経と解離

ブチンスキー：迷走神経と解離について、私たちに興味を持ってほしいとおっしゃいましたね。

ポージェス：これは、私にとっても未知の分野です。私たちは皆、新しい分野を探索し、重要な問題を理解しようとしている学生なのです。私は、解離状態がどれほど多くの人に見られるか認識しておらず、特にトラウマを持つ人々の状態については十分理解していませんでした。

私は、解離プロセスをいくつかのレベルに分けて概念化しました。一つのレベルでは、トラウマによるトリガーで、解離が起きます。これは系統発生学的に古い適応反応に接続したことを意味します。古い迷走神経回路によって生物行動学的なシャットダウンが引き起こされます。

シャットダウンした場合、心拍数が減少します。この反応は爬虫類においてはうまく機能しますが、酸素を含んだ血液を脳へ送り続ける必要が大きい哺乳類では、問題が起きてきます。哺乳類がシャットダウンする場合、脳への酸素を含んだ血液の供給が大幅に減少します。このため、脳の機能が損なわれ、意識を失う恐れがあります。

このときに、私たちの認知機能には何が起こるでしょうか？　たとえシャットダウンによる失神にまでには至らなくても、私たちの意識には変化が生じます。そして、認知に利用可能な資源が大きく損なわれます。意思決定能力および状況を評価する能力も損なわれる恐れがあります。これらの特徴は解離と一致しています。

問題は、トラウマを被った後、神経系にはどのような影響が残るのかです。トラウマ体験の後、神経系はより解離しやすくなっているでしょうか？　解離状態を引き起こす閾値に変化はあるでしょうか？　そして、もちろん、トラウマ・サヴァイヴァーと臨床家たちが一番知りたいのは、解離しやすい状態からどうしたら抜け出せるのか、ということです。

過去に用いられてきた治療方法は、非常に大きな限界を抱えていました。歴史的にトラウマ治療に用いられてきたのは、行動療法モデルです。つまり、脱感作、視覚化、および認知行動療法です。しかし、味覚嫌悪[*]と非常に類似したモデルについては、まだ私たちは治療方法を編み出していません。それは、わずか一回の暴露により、何かが結びつき、特定の生理学的状態になるように誘発する単一試行条件付けモデルです。

味覚嫌悪もまた、横隔膜下の古い無髄の迷走神経経路と関係しています。哺乳類の有髄の横隔膜上経路とは関連していません。味覚嫌悪では、汚染された食物を摂取した後の適応反応である、嘔吐反応が起きます。味覚嫌悪は不動化と解離に類似しており、命が脅かされ、内臓に損傷が生じることを最小限に抑えようとしているのです。

私は今、一九四〇年代と一九五〇年代の単一試行学習*の研究について調べています。ここに何かヒントがあると思っています。一回のトラウマ体験によって行動が変わり、その変えられた行動は非常に矯正しにくいわけです。味覚嫌悪は単一試行学習の一例で、横隔膜下の迷走神経の反応を伴う事象と関連しています。

私は、単一試行学習に関する動物の研究で明らかになったこと、特に味覚嫌悪について調査するつもりです。学習効果を逆転させるために使われた方法を知り、それらがどの程度効果があったのかを知りたいと思っています。こうした研究によって、トラウマ・サヴァイヴァーたちが、より適応的な社会行動をとれるように手助けする手がかりが発見されるかもしれません。トラウマによる症状は、横隔膜下の迷走神経が状況に適応するために防衛反応を引き起こしたことによって発現しているという点に、解決の鍵が潜んでいると考えています。

トラウマ体験と横隔膜下の反応との間の、この単一試行による結びつきの記憶は、神経系のどこに保存されているのでしょうか？　これらの蓄えられた記憶を使って、神経系は何をしているのでしょうか？　これらの疑問の答えはいまだに得られていません。

ブチンスキー：なぜ博士はそういうことに関心を持ち始めたのですか？

ポージェス：それは、不動状態の特徴に注目したことから始まりました。これはまさに、迷走神経パラドクスです。それは「迷走神経」であれ「行動」であれ、その言葉からわかることは非常に限られています。しかし、これを動的な調整プロセスとして分解してみると、各要素を理解できるようになるのです。

それでは、学習について考えてみましょう。一九六〇年代後半に大学院に入学した人たちは、生理学の理論モデルは行動モデルであり、それらのモデルは身体的プロセスにも応用可能であり、したがって内臓を制御することができるようになるだろうとの期待を持っていました。こうしたモデルは、指、手および四肢の行動制御に使われていたのと同じモデルであると考えられていました。

一九六〇年代後半および一九七〇年代初頭、科学者たちは重大な誤りを犯しました。内臓の神経による制御は、意識的オペラント行動の学習による修正と同じ法則に従っていると考えたのです。しかしそれらはそれぞれ異なるもので、異なる「法則」に従っていました。これに気づいた途端、彼らは内臓を直接制御することに興味を失いました。

バイオフィードバックは、心臓やその他の器官の神経による制御を修正するように、学習と条件付けを用いて健康状態を改善する方法論です。しかし、バイオフィードバックの研究者は、バイオフィードバックが自律神経系を制御している神経経路に直接的に影響するとは、もはや考えていません。研究者は、そのことについて話しさえしません。彼らは、身体機能や健康状態が改善したという治療の成果について、直接的な因果関係には言及していません。

バイオフィードバックおよびオペラント条件付けによる生理学的活動の初期の研究において、研究者たちは、骨格筋を含めることなく、平滑筋と心筋で構成された内臓の制御方法の説明を試みていました。随意運動は骨格筋によって起き、自律神経の状態に間接的に影響しています。一九七〇年代の重大な科学的課題は、オペラント学習の原理により、骨格筋のない、心臓に影響を与えることができるかということでした。脳は学習によって直接的に心臓を制御できるのだろうか？　科学者たちは当初、有望な結果を発表しましたが、それらの結果は再現性がありませんでした。これらの否定的な結果の信頼性は高いものがあり、自律神経系の器官は、骨格筋に依存した行動の条件付けに有効なオペラント学習によっては制御することはできないという初期の見解を裏付けていました。残念なことに、内臓の制御に影響することができる学習の法則の探求がここで頓挫してしまいました。

不随意の内臓の反応についての科学的な研究は、トラウマの影響、特に単一のトラウマ的出来事が機能的に自律神経系を「再調律」する過程を説明するために絶対不可欠です。トラウマとは、そもそも非常に深遠な適応反応なのです。ところがＰＴＳＤであるとか、診断を下すためのチェックリストについて議論し始めると、それはぼやけてしまいます。ＰＴＳＤの診断を受けた人の中には、シャットダウン反応を経験したことがない人もいる一方、ＰＴＳＤの診断を受けていないのに、シャットダウンの経験がある人もいます。トラウマ的な出来事に対して、容易に可動化し、防衛的になり、強い不安を示す人がいる一方で、完全に不動化してしまう人もいます。

診断をより正確に行うには、これらの異なる反応の根底にある作用機序を理解する必要があります。

診断は、どのようなことが起きたのかに基盤を置くのではなく、ある出来事にどのように反応したのかをもとにすべきなのです。

ブチンスキー：それはどんな感じですか？

ポージェス：個人的には、下位区分を知りたいです。トラウマに対する反応として、不動化し、解離し、失神したのか、それ以外の反応を示したのか、ということです。

ブチンスキー：単一試行アプローチについてお話しされていましたね。

ポージェス：はい。一回でトラウマを引き起こすか、あるいは長期にわたって累積した結果トラウマを被るのかの違いです。単一の出来事によるトラウマの作用機序は、複雑性トラウマを構成する、慢性的に繰り返された虐待の累積的影響とは異なると考えています。科学的に言っても、単一試行によるトラウマの作用機序を研究し、動物モデルを構築し、それを使って人間のトラウマ治療に役立てるのは、比較的簡単だと思います。

単一試行モデルでは、クライアントに様々な質問をすることになるでしょう。私は、非常に詳細な症歴が必要だと考えています。つまり、出来事の説明よりも、どう反応し、何を感じたのかを詳細に説明してもらう必要があります。一人一人の経験、行動および感情について知ることが重要です。失神したか、解離したか、空想したか。虐待されていた間に何が起こったか、その出来事の後に何が起こったかについての詳細な情報が必要です。そうすれば、神経系を防衛状態から出すことができる介入モデルを構築することができるでしょう。

まだ初期のものですし正しくないかもしれませんが、私の個人的な戦略は、韻律に満ちた声や安全な環境を用いて、社会交流システムを機能させれば、防衛反応としての不動状態から抜け出させることができるかもしれないと考えています。有髄迷走神経を伴う社会交流システムによって、豊かな表情を作り、韻律に満ちた声を出し、また相手の声を聞き分ける能力によって、自分の生理学的状態を変えることもできるし、他者の生理学的状態を変えることもできます。社会交流システムは、介入と治療の機能的入り口になるのです。

もし、シャットダウンを引き起こす生理学的状態を変えることができたら、人をシャットダウンから抜け出させることができると私は考えています。腕の良いトラウマ・セラピストは、安全な状態を作り、クライアントがトラウマ的体験と交渉し、うまく抜け出すように導いています。クライアントが安全であると感じられる状態で、自分の体験と交渉し、そこから抜け出すことができれば、その人はシャットダウンするか、可動化する防衛システムに依存する必要がなくなります。

単一試行学習

ブチンスキー：単一試行学習についてもう少し教えてください。

ポージェス：単一試行学習の良い例は、化学療法または放射線療法と味覚嫌悪の結びつきです。患者が化学療法または放射線療法を受ける前に食べた物は、治療を受けてからかなり経っても、吐き気を引き起こし、味覚嫌悪を形成します。ここでも無髄の迷走神経が吐き気に関連しているのは注目に値します。

科学者は、こうした反応を抑えるためにどのような戦略を用いてきたかご存じでしょうか。

私の基本的な考えは次のようなものです。シャットダウンを引き起こす単一試行のトラウマ反応ですが、ある人は、その出来事が起きる前は正常でごく普通ですが、この出来事の後、公の場所にいられなくなり、下腹部の問題が始まり、他者の接近に耐えられず、低周波音に過敏で、線維筋痛症の症状が起こり、血圧が安定しなくなってしまいました。

これらの症状を抱えた人々は、症状の根底にある作用機序を理解する手がかりを与えてくれます。いくつかの症状は古い無髄の横隔膜下の迷走神経に仲介されるので、ここにヒントを見つけることができます。これらの特徴は、無髄迷走神経が防衛反応に駆り出されたときに起きる広範囲にわたる迷走神経的反応を表しています。

古い迷走神経がトラウマへの防衛反応に採用された場合、これは機能的に言って単一試行学習の一例であると私は考えています。一旦、無髄の迷走神経が防衛反応に採用されたら、神経制御は変化します。そして修正に対して耐性があり以前のような恒常性に自然に戻ることが難しくなります。このようにトラウマの反応は、味覚嫌悪モデルと非常に類似して見えます。ここから、不動化の作用機序をさらに脱構築して理解することができるようになると期待しています。

ブチンスキー：別の方向へと進まれる姿勢はすばらしいです。旅はまだ進行中なので、次の展開が楽しみです。

ポージェス：実にすばらしい旅です。そして、これこそが生きるということなのです。私は、大胆さの概念と良い社会的関係について触れました。つまり、頭で考えただけで旅するのではなく、身体も連れて行ってあげることが大切なのです。

私はこういった問題に関心があります。そして、みなさんがそれを理解してくれていることをうれしく思います。私たちが住む世界は認知機能にばかり焦点を当て、認知と身体的体験との統合がなされていません。そのために解離が引き起こされ、それが人々の生活のかなりの割合を占めているのです。

第5章　安全の合図、健康および「ポリヴェーガル理論」

聞き手：ルース・ブチンスキー

迷走神経と「ポリヴェーガル理論」

ブチンスキー：まずは、身体と脳で主要な機能を果たしている迷走神経について、要点をまとめましょう。

ポージェス：迷走神経は、副交感神経系の主要な神経で、私たちの脳と身体を機能的に結びつけています。

ダーウィンは、人間と哺乳類の感情について論じた著書の中で、迷走神経は身体の二つの重要な器官、つまり脳と心臓をつないでいる非常に重要な神経であると述べています（Darwin, 1872）。ダーウィンは迷走神経のことを、当時の古い呼び方で、肺胃神経と呼んでいました。迷走神経は、脳から起始し、心臓や他の臓器へと直接つながる脳神経です。

迷走神経は、心臓や腸などの内臓の生理学的な働きの調整に関与しています。迷走神経は双方向に情報伝達しています。この点は見過ごされることが多いのですが、極めて重要な特徴です。迷走神経は、脳から内臓へと信号を送るだけでなく、内臓から脳へも信号を送っています。つまり迷走神経は、トップダウンとボトムアップの両方の機能に関与しています。

迷走神経の神経線維の八〇%は求心性です。* 昨今、「脳と身体」、「身体と心」の関係に関心が高まっていますが、そういう意味では、迷走神経は主要な神経系の「ポータル（入り口）」なのです。

ブチンスキー：だから、ポージェス博士の理論は、「ヴェーガル理論」ではなくて、「ポリヴェーガル理論」、つまり「複数の迷走神経に関する理論」と名づけられたのですね。そのあたりのことをもう少し聞かせてください。

ポージェス：この理論は、非常に堅固に確立された神経生物学の上に成り立っています。神経生物学によると、哺乳類の迷走神経は、二つの異なる機能を持つ運動神経経路を含んでおり、それらは脊椎動物の進化において、異なる時期に発生したということが明らかになっています。二つの運動神経経路が果たす役割は、それぞれ非常に異なっており、これらが進化的に異なる時期に発生したということは極めて重要な点です。二つの迷走神経経路は、脳幹のそれぞれ異なる部位から発しています。一つは疑核で、顔のすべての筋肉（口から食べ物を取り込む筋肉、音を聞く筋肉、および他者と関わる筋肉）の調整とつながっています。人間の社会的な神経系は、呼吸と同様に、この進化的に新しい迷走神経と密に関連しています。

ブチンスキー：それは新しい神経なのですか？

ポージェス：はい。これは哺乳類と共に進化したもので、進化の視点から見て新しいのです。哺乳類は、身体の状態を調整し、生き延びるために、他の哺乳類を必要とするという点で、非常に特別な脊椎動物なのです。ここが、今日の話題の基礎になります。迷走神経は、社会的な行動をとることによって、人とつながり、心を落ち着かせる機能を持っていますが、トラウマがそれを阻害します。

第二の迷走神経は、横隔膜下へ接続しています。これは、爬虫類、さらには魚のような他の脊椎動物と共通しています。この二つの迷走神経回路は、生理学的状態を整え、健康を促進するよう、交感神経系と調和して機能するとともに、社会的つながりをもたらす機能も持っています。つまり、私たちは社会的な課題に直面したとき、こうした複数の神経系を駆使して、社会的に対応したり、防衛反応を行ったりしています。

それでは、少し横道にそれます。私たちの多くは、自律神経系について学んでいます。交感神経は闘争／逃走行動などの攻撃的な欲動を支持するとともに、ストレス反応を起こすことも知っています。そして、迷走神経を含む副交感神経は、「健康」、「成長」、「回復」を促進し、交感神経と副交感神経は互いに戦っていると教えられました。こうした一般論は、たしかに正しい部分もありますが、すべてが真実ではありません。

生きる上での課題が持ち上がったとき、自律神経系のどの部分が使われるのかを、場面ごとに別々に考える必要があります。もし、私たちが安全な環境で歓談しているなら、危険はないので、闘争／逃走行動を支持する交感神経系を活性化させる理由もありません。

安全な環境にいるからと言って、交感神経系をオフにしなければならないというわけではありません。交感神経の活性化は必要です。闘争／逃走という防衛行動とは別に、交感神経系は私たちにとって重要です。それは、血流を促進し、意識をはっきりさせ、自信を持たせてくれるのです。しかし、交感神経系は、実りある社会的行動を始めることには活用できません。交感神経を活性化させると、私たちは防衛状態に移行します。こういう状態では、ニューロセプションに否定的な偏向がかけられ、他者の意図を必要以上に否定的に解釈することになります。通常私たちは社会的交流を望んでおり、そのためには、自律神経系が防衛状態へ移行するのを抑制し、社会交流システムを最適化するために、新しい迷走神経を使う必要があります。

それでは、ポリヴェーガル理論について検討していきましょう。本理論では、これらの神経回路がヒエラルキーに沿って世の中の出来事に対応していることが紹介されています。脳では、進化的に新しい回路が古い回路を抑制していますが、本理論では、それと同様に、先に進化した内臓を調整している神経回路は、進化的に新しくできた神経回路によって抑制されていると考えています（用語解説「解体」の項参照）。

自律神経系の進化の知識をもとに考えると、哺乳類に備わっている最古の神経系は無髄の横隔膜下迷走神経であり、この神経が防衛のために採用された場合、私たちは多くの爬虫類と同様、シャットダウンという防衛を起こします。爬虫類は、代謝活動を減らすために「凍りつき反応」を起こし、「不動状態」になり、何時間も呼吸せずに水に潜ります。

自律神経系の進化の次の段階は、闘争／逃走を支持する脊椎交感神経系の出現でした。

さらに哺乳類の進化に伴い、次の新しい神経回路ができました。これは、社会的行動と生理学的状態の調整を統合するものでした。この新しい迷走神経系が、哺乳類の社会的な相互交流を可能にしたのです。この迷走神経系は、社会的行動を可能にするとともに、恒常性機能を支持するために、他の自律神経系のその他の構成要素の働きを調整し保護しています。

この新しい哺乳類特有の迷走神経系がよく機能している場合、横隔膜下では、交感神経系と副交感神経系は、それぞれが建設的な機能を果たし、自律神経バランスの絶妙なダンスを踊りながら恒常性を維持しています。

トラウマ歴のあるクライアントを扱う臨床家たちは、彼らの多くが消化、特に胃部不快感や便秘などの問題を抱えていると言います。ポリヴェーガル理論では、横隔膜下迷走神経回路の機能不全は、この神経回路が防衛に使われるため、恒常性を維持する役割が阻害されるからだとしています。

闘争／逃走が起きていたり、恐怖を感じたり、危険な状態にある場合には、横隔膜下の神経制御は抑制されます。強度の可動化が起こり、闘争／逃走反応やストレス反応が起きているときは、迷走神経の二つの神経枝の機能は抑制され、一方で交感神経系は高度に活性化します。さらに、ポリヴェーガル理論では、命の危険をもたらす脅威のもとでは、横隔膜上迷走神経と交感神経系の双方とも抑制され、横隔膜下迷走神経が防衛に利用されることを可能にしていると考えています。この古い神経系による防衛反応は、身体を動かなくする「不動状態」をもたらし、血圧が反射的に下がり、失神し、背側迷走神経の働きが潜在的に急上昇することにより脱糞をもたらします。ポリヴェーガル理論によって、哺乳類ではこれらの異なる神経回路が、それぞれ異なる範囲の行動を引き起こしていることが明らかになりました。これは、もちろん人間においても同じです。

心と身体のつながりがどのように病状に影響を与えるか

ポージェス：昨今の医学界では、身体の各器官は、それぞれ独立して治療できると考えられているかのようで、身体の諸機関が統合的／相互作用的な自律神経系の一部であるとは見なされない傾向にあります。

理念も大事ですが、もっと実際的な観点からお話ししましょう。私はこの一五年間、医学部の教授として医学教育に携わっています。その中で、医師たちは自分たちが個々に専門として治療している諸器官に対して、神経系がどのような役割を果たしているかについての情報をほとんど持っていないということに気づきました。

「神経系」という単語を使うとき、私たちはすでに暗黙のうちに脳と身体を結びつけているシステムを思い描いています。自律神経系が首から下を制御し、中枢神経系は頭の中だけで機能している、という単純なものではありません。神経系は身体の状態を読み取り、そのフィードバックを与えることで脳を変化させます。そしてもちろん、脳は、観察可能な身体の部位の動きと、内臓機能の両方を含む身体の機能を制御することができます。

では、症状をもとにお話ししていきましょう。諸症状についても、横隔膜上と横隔膜下で分けて考えることが重要です。非常に緊張が強く、不安を抱えている人は、交感神経系が防衛システムに活用されているために起きる症状を呈します。交感神経が防衛に使われるのは、横隔膜上の迷走神経の働きが抑制されるか、機能的に停止するときです。おもしろいことに、高血圧や循環器疾患、その他の横隔膜上にある諸器官における自律神経系に起因する障害の一連の臨床症状は、横隔膜上の迷走神経緊張が低く、交感神経系が活性化されている状態と関連しています。

トラウマや長期虐待のサヴァイヴァーにおいては、特に解離状態のときに横隔膜下迷走神経系が防衛に起用されていた可能性があります。横隔膜下迷走神経が防衛に起用されている場合、さまざまな臨床疾患が現れます。こうしたクライアントは、線維筋痛症や、消化の問題や腸の不調を抱えていることがあります。またセックスすることを望んでいるのにもかかわらず、セックスしたり、セックスを楽しんだりすることができない場合もあります。セックスをしているときに横隔膜下迷走神経が防衛に入るため、セックスの最中に脱糞してしまう女性もいます。

医学界で現在、神経の終末器官に関係があるとみなされている臨床症状のいくつかは、これらの器官の神経による制御の不調に関係しているかもしれません。しかし、神経系が内臓器官の機能に及ぼす影響について理解している医師は少ないと言わざるを得ません。もしこうした点への理解が進めば、身体的不調についても、より良い説明がつき、治療へとつながる可能性があります。

神経による制御という根本的な原理によって、臨床症状を引き起こす作用機序が説明できるにもかかわらず、それを理解せずに診断を下すと、患者に治癒の希望を失わせ、絶望させてしまう危険があります。ポリヴェーガル理論で訴えているのは、サヴァイヴァーは犠牲者ではなく、また、様々な症状は、神経による制御系の機能的な産物であり、それによってサヴァイヴァーは状況に適応し生き残ってきたということです。

トラウマ、そして信頼への裏切り

ブチンスキー：博士は、トラウマとは「信頼」あるいは「安全である」ことが裏切られた体験であり、非常に深刻な傷を残すとおっしゃいましたね。

ポージェス：人間関係で心を傷つけられたら、次に傷つかないためには、どうするのが一番でしょうか？　傷つかずに済む一番の方法は、誰も信用しないことです。社会交流システムは、他者に安心だという「合図」を出し、近づいても大丈夫だと知らせることです。社会交流システムは、ニューロセプションを作動させて、相手の人を心地よくします。

あるときまでは、人といて心地よかったのに、そのあと心に傷を負ったなら、そのとき、社会交流システムは下方制御されます。そして、他者を心理的にも肉体的にも近づかせないように切り替わります。人間関係で心理的にひどく傷ついている人は、新しい人間関係を築くことが難しいのです。たとえ、人間関係を築くことを渇望していたとしても、身体が「ノー」と言うのです。

私は、トラウマのサヴァイヴァーに、彼らの身体がしてくれたことを説明します。多くのトラウマ・サヴァイヴァーは、暗黙の裡に、彼らの身体が何かとても悪いことをしたと感じています。ですから、トラウマ・サヴァイヴァーたちに、彼らの身体がとった反応戦略は、彼らの命を救ったのだということを理解してもらう必要があるのです。トラウマを被ったとき、彼らの身体は、不動状態に陥り、解離を引き起こしました。反撃したりせず、このように反応したおかげで、肉体的な傷や辛い苦しみを最小限にとどめることができたのです。この場合、「不動」は非常に適応的です。こうすれば、加害者のさらなる攻撃を誘発しなくて済むのです。

不動や解離は、生き残る可能性を高める適応的なものです。問題は、トラウマ・サヴァイヴァーたちが、こういった「不動化」反応をどう自分に説明しているのか、ということです。そして、その解釈によって、自分のことをどのような人間であると結論づけているのか、自分自身を被害者だと見なしているのか、それとも自分自身を勇者だと考えているのか、ということです。

六〇代後半のある女性から、自身の体験を記したメールをもらいました。その女性が一〇代の頃、ある人物によって首を絞められ、レイプされたということです。何年も経った後、この方は自分の娘さんにこのことを話しました。ところが、娘さんは「お母さんは、どうして抵抗しなかったの？　どうして何かしようとしなかったの？」と言ったそうです。女性は困惑し、恥じ入りました。しかし彼女は、ポリヴェーガル理論を読み、「自分は正しかったのだ」と得心したのです。そのメールには、「私は今、泣いています」と記されていました。

メールを読みながら、私も泣いていました。ここで大切なのは、その女性を不動状態にした身体的反応は「身を守るためだったのだ」と女性が納得したことです。女性は、これからは、そのときの自分の身体的反応を心の底から誇らしく思うことでしょう。女性の身体反応は勇敢であり、彼女は力ない餌食ではなかったのです。

私たちは、身体的反応は反射的であり、自分の意思でコントロールできないということを忘れています。命を奪うような脅威への反応として起きる不動は、他の哺乳類とも共通する一般的な「反射的」反応です。今の社会は、反撃したりうまく立ち回ることができなかった人々を、まるでどこか悪いところがあったかのように扱います。しかしポリヴェーガル理論に基づく社会では、その代わりに、こう言われるでしょう。「これは、そのときのあなたがとることができた、神経生物学的に最善の適応的反応だった。あなたの身体があなたのために反応してくれて幸いだった。もし抵抗していたら、死んでいたかもしれない」。

これが、私たちの反応の原理であり、自分の体験を物語るにあたっては、この解釈をもとに行っていく必要があるのです。

ブチンスキー：そうですね、ウェビナーを受講しているメンタルヘルス関係者の方たちは、この理論のおかげでクライアントたちと何年にもわたって話し合ってきた問題に対する生物学的な説明がつきます。「あなたは知り得る限り最適な方法で生き延びたのだ」と言ってもらえれば、クライアントたちは、博士の言葉を借りれば、「心の底から」理解してもらったと感じ、無実の罪から解放されたと感じるでしょう。自分のそのときの勇気を褒めたたえ、それでよかったのだと思うことでしょう。

ポージェス：はい、これが真実のすべてです。うわべだけの社会通念で、「これは悪いことだ」と言われてしまうと、私たちはつい、「そうですね。たぶん自分が悪かったのだと思います」と言ってしまいます。しかしこうした「エセ道徳のベニヤ板」を剥がし、神経生物学的な適応反応について理解することができたとき、初めて、実は自分の反応はすばらしいものだったのだと見解を改めることができるのです。

ニューロセプションの働き

ポージェス：神経生物学的視点から見た、命を脅かすような出来事に対する神経系の適応的反応は、私たちのトラウマについての理解を根底から変えました。神経系は、意識しなくても、機能的に周りの世界のリスクを絶えず評価し、それにあわせて、「社会交流」、「闘争／逃走」、そして「シャットダウン」と、それぞれの状況下で最適な反応ができるように、反射的に生理学的状態を変化させています。神経系は、少なくとも神経系が解釈する「もっとも適応的な行動」を支持する生理学的状態に移行しようとするといってもよいでしょう。私はこの過程を「ニューロセプション」と呼ぶことにしました。私たちは、予期せぬときにこうした適応的反応が起きると、驚くこともあります。例えば、MRIなどの狭い場所でパニックを起こしそうになったり、叱りつけられたときにめまいがしたり、人前で話していて急に気が遠くなるなどの状態が起きたりしたときです。

また、ニューロセプションはときには間違うことがあり、リスクがないのにリスクがあると判断したり、リスクがあるのに、「安全である」と判断したりする可能性があります。

公の場で話しているときに、失神する人たちがいますが、それは強い不安を感じたからではありません。彼らは単に、スーッと気が遠くなり、失神します。これは、臨床的には血管迷走神経性失神として知られており、急激な血圧の低下によるもので、酸素を含んだ血流が脳に十分供給されないことによって起きます。この反応は、神経系が「命が脅かされた」と感じる「合図」を検出したために引き起こされます。こうした神経生理学的な反応を一度体験すると、高次の脳は、なぜこんなことになったのか納得したいと考え、もっともらしい理屈をつけます。しばしば、「自分は自信がないからこんなことになる」と考えてしまうのですが、こうした生理学的反応は、自尊心とは無関係です。こうした反応は、「拘束」または「孤立」など、環境的要因によって誘発された可能性が高いのです。

私自身に関して言えば、MRI検査のため、狭い穴に入れられそうになったときにパニック反応を起こしました（第2章参照）。自分の身体が防衛状態に入ったことに、私は驚きショックを受けました。もともと狭い場所は好きではありませんでしたが、MRIを受けることがパニック状態を起こす引き金になるとは思ってもみませんでした。私は、狭い場所にいなくてはならないことも多くあります。しばしば飛行機にも乗ります。三列シートの真ん中の座席に座るのは一応我慢できますが、好きではありません。たいていの人は、真ん中の座席は好みません。何十年もの間、自分の身体反応についてはわかっているつもりでしたが、MRIでの一件は、私にとってはまったく予期しないものでした。

哺乳類は、強制的に閉じ込められるのを好みません。あらゆる種の哺乳類にとっても、もっとも強力なストレス要因は、孤立と拘束であるように思われます。これらの二つが強烈なストレス要因であるとしたら、私たちの日常はどのような状態でしょうか。特に、医療はどうでしょうか？　医療機関で人々はどのように扱われているか、考えてみてください。

ブチンスキー：はい、特に博士は、最近病院でこうした体験をされたわけですよね。

ポージェス：ええ、ではその話をしましょう。私はこの四月に前立腺がんと診断されました。私は「何の治療もしない」と医師に提案したのですが、受け入れてもらえませんでした。生検で悪性のがん組織が見つかり、広範囲放射線照射療法か、前立腺全摘出術かの選択を迫られました。

ここで二つ大切なことをお伝えします。まず第一に、私は、今は元気であるということです。第二に、医師から診断を告げられるときは、たとえ丁寧に告知されたとしても、身体はシャットダウンに陥る危険があるということです。私自身、告知を受けた後、自分の様子を観察してみましたが、脚がシャットダウンに入っているのを感じました。みなさんも、私の言っている意味がおわかりになるでしょう。身体を感じてみるとシャットダウンが始まっていたため、私は、「これはまずいぞ」と感じました。

十分な説明は受けましたが、それでも医学的診断には不確実な部分が必ずあります。また、医療行為に対し、身体がどう反応するかは未知数です。予想外の結果が起きる可能性があることは、非常にストレスを感じます。その疾患と治療方法、予後についてある程度の予想がつくとしても、なおも不確かさが残るはずです。

私はこの「命を脅かす診断」に対処する戦略を立てました。まず私は、手術を八月まで延期しました。がんの診断を受けた多くの人は、たとえ進行の遅いがんだったとしても、治療開始が待ち遠しく、治療開始が遅れたりしたら、ひどく心配します。

私は二つの理由で八月まで治療を遅らせました。一つは、旅行をいくつかキャンセルしなければならず、それは非常に難しかったからです。がんの告知は大変破壊的でしたが、旅行をキャンセルすることはさらに一層、私を悩ませました。手術と回復、さらに今までしたことのない何かに当てるため、予定を三カ月間空けておかなければなりませんでした。そんな長い休みをとったことは一度もありませんでしたが、そうしました。二つ目の理由としては、回復の道のりを向上させるため、手術に備えて身体を鍛えたかったのです。エクササイズを始め、約四・五キロ体重を減らし、体力をつけました。

手術の前でも、私は講演とワークショップを続けました。こういった機会は、人々とつながる手段を与えてくれます。私は、講演を私自身のセラピーとして活用していました。八回の講演をしなければならず、その中には二つのヨーロッパへの出張がありました。もちろん、こうした活動では、人々とのつながりを感じ、すばらしい体験となりました。手術への準備は整いました。もし私の人生が終わりを迎えようとしていても、これだけ人々とのつながりを経験したのだから、それもまた良し、と感じていました。家族についても安心していましたし、自分の人生にも満足していました。ストレスとパニックをまったく感じないことは、実に興味深い経験でした。さらに、手術前の二週間、音声ガイド付きのイメージ・トレーニング・テープを聞いていました。

私が手術を受ける病院は、住まいから約三キロ離れたところにありました。私は自宅の書斎の窓から、その病院を眺めることができました。私は友人たちに囲まれていました。いよいよ手術のために病院を訪れると、すばらしいイメージとポジティブな思考が浮かびました。

手術台に乗せられているとき、麻酔医にこう言いました。「この手術の間、私を生かしておくのが君の役目だからね」。

ブチンスキー：博士！　プレッシャーを与えてはいけませんよ！

ポージェス：ええ、わかってますよ。ところが手術室看護師がこう言いました。「いいえ。あなたを生かしておくことは、私たち全員の役目です」。麻酔医に自分の心拍数を尋ねると、六〇台の真ん中くらいでした。医師たちは朝の七時半か八時くらいに私の身体を切り開く予定でした。私は、手術前に何の投薬も受けていませんでしたが、完全にリラックスしていました。約五時間続いた手術の後、一日目を除けばわずかな痛みや不快を感じただけでしたし、その痛みも手術中の体位のために起きたもので、その他はまったく元気でした。

そのとき二つのことが起きていました。一つは、手術は役立つものだと位置づけ、自分を傷つけるものではないこと考えるようにしました。二つ目は、パニックや死への恐怖の完全な消失でした。この体験が、私の人間としての役割や生きる意味を見つめなおすのに役立ちました。私は講演旅行と人々との交流から、人生の真の価値は他の人々とつながることだと学びました。私は、心から満足していました。以上が個人的な体験談です。

ブチンスキー：博士がお元気でいらっしゃることをとてもうれしく思います。お話ししてくださってありがとうございます。さて、私たちはトラウマを狭い意味で定義してしまうことがあります。トラウマは、戦争や車の事故、レイプや性的ないたずら、あるいは殴られたことで起こると考えてしまいます。しかし、それよりもずっと多くのトラウマがあるようです。実際、ウェビナーの参加者である看護師や医師にとって、例えば心筋梗塞の患者、あるいは何かの病気を診断されたばかり、または処置を受けている患者への対応に関しても、トラウマを改めて広義に捉えなおすことが役に立つのではないかと思います。

不確実性と生物学的な必須要件としての絆

ポージェス：私は、人生を通して不確実性の問題を研究してきたと言ってもよいと思います。ここで言う不確実性とは、他の人々から切り離されるということです。私は、新しい表現を使い始めることにしました。これはすでに生物学では使われています。「生物学的な必須要件」という表現です。

人間にとって第一の生物学的な必須要件は何かについて話したいと思います。手術や治療を受けるとき、私たちは車のような機械ではなく、治療者は自動車修理工と同じではないということを忘れがちです。自動車は部品を交換したり修理できますが、私たちは違います。私たちの臓器は、自動車部品と同じではありません。私たちは、部品を入れ替えることができる機械ではなく、私たちの身体は、すべてが相互に影響を与えあい、つながりあっている生きた生物系です。身体の一部に触れるということは、身体の全体に触れることと同じで、さらには、私たちが交流を持つ人たちにも触れているのです。医師は、自分が治療している人々と、もっとつながりを持つ必要があります。

昨今、医療はますますマニュアル化されてきています。治療方法には裁量の幅がなく、患者一人一人に合わせたものではありません。精神科においてさえも、こうした傾向が見られます。精神科に着くと、まずは病歴を聞かれます。そして診療室に入ると、精神科医は横向きになってパソコンの画面を見ており、患者を見てはいません。医師は、患者の安心を求める気持ちを尊重し、熱心に向き合って安心させる言葉をかけるのではなく、パソコンに向かって、何かを入力しています。

私の場合は、ノースカロライナ大学病院で治療を受けることができ、とても感謝しています。治療に関わってくれた人たちは、皆、すばらしく熱心でしたし、治療チームともつながりを感じていました。私はかつてシカゴに住んでいました。シカゴでは、たしかに高度な医療サービスが提供されていましたが、治療を受けているときに治療チームに受け入れられているとは感じませんでした。治療に関わる人も、患者と心を通わせようという姿勢が見られず、医療機関では、典型的な「流れ作業」が行われていました。

シカゴにはまだ、教授や医師、ビジネスマンをしている私の友人が住んでいます。彼らが治療を受けることになったら、彼らはたった一人にされるでしょう。手術を受ける前に、担当の医師や外科医と会って話すこともできないかもしれません。私は小さな町に住んでいたおかげで、治療前に治療に携わる人たちに会えて本当によかったです。

「ポリヴェーガル理論」：トラウマと愛着

ブチンスキー：人と関わったり、つながることはとても大切です。ですので、この点についてさらに話を進めましょう。ポリヴェーガル理論では、トラウマと愛着の関連性について何か述べられていますか？

ポージェス：はい。トラウマによって、他者と一緒にいて安心を感じる能力を阻害されているとしたら、愛着の形成基盤も壊れていると考えられます。もう少し言うと、基本的かつ良好な発達的基盤と、安定した愛着形成は、トラウマに対する緩衝材となる、ということです。

こうしたことに関する研究がすでに行われているのかどうか知りませんが、どうも人には生き方のパターンがあるようなのです。私が子供の頃から知っている人たちがいます。その人たちがどのような発達をしてきたかについても大体わかっています。その中にはすでに鬼籍に入った人もいます。しかし彼らの生き方には、パターンがあります。五〇年、あるいは六〇年間見ていると、彼らは子供の頃に活用していた戦略を、年をとってもいまだに使っているのです。これは、大いに注目すべきでしょう。自ら気づいて、自分を変えようとした人もいるかもしれませんが、それでも、一様に子供の頃のパターンに従っている人が多くいます。

私たちは皆、かつて自分たちに起こった破壊的な事柄について、きちんと理解する必要があると思い始めています。これは、自分に害をなした人を怒ったり責めたりするためではなく、こうした困難に対して、自分の身体が適応し、生き残るために採択した戦略は何なのかを知るためです。そうすれば、その戦略が今でも私たちのためになるものなのか、そうではないのか再評価できます。

なぜなら、これらの戦略が、私たちが日々、自分自身について語るナラティブを形成しているからです。私たちは自分の行動を、このナラティブを使ってどのように変化させようとしているでしょうか？　もっと思いやりにあふれ、愛に満たされ、人として成就していくことに使っているでしょうか？　それとも、目の色を変えて衝動に突き動かされ、自分をがんじがらめにし、攻撃的で自己中心的になるように使っているのでしょうか？　一旦こうした真実に目覚めたら、あとは自分の選択になります。もっと自分が「安全である」と感じられるような戦略を作っていくことが大切です。

ブチンスキー： しかし、「自分は安全だ」と感じようと決めるだけでは不十分ですよね？

ポージェス： ご指摘は極めてもっともです。人間は、意思で変わるわけではありません。しかし、もっとレジリエンスと安心を高めたいので、それを可能にする方法を身につけよう、さらに言えば神経回路を整えようという意識を高めていくことは可能です。

もう少しこの点を説明しましょう。想像してみてください。私たちはつねにプレッシャーを抱えています。私たちは教授で、研究費の申請書を書き、論文を書かなくてはならず、誰かと話しているような時間はありません。次の研究費を何としても獲得しようとしていると、心臓発作を起こしてしまいます。これは、ある意味当然の成り行きです！

そこで、何かが起こります。この人が、脳と身体の間に神経系によるつながりがあることを理解し始めたとします。自律神経系が内臓をどのように制御しているかを学ぶにつれ、今まではしばしば身体からのフィードバックをオフにして不適応な戦略をとっていた、と気づくのです。

こうして考えてみると、今までは人生の幅が狭められていたのだと実感します。では、もとに戻ることができるのでしょうか？　より心豊かで社交的な生活を送れるようにしてくれる神経回路を回復することができるのでしょうか？　これは、トラウマ治療やその他の様々な療法は効果を出せるのか、という命題にも関わってきます。その答えは、「それを可能にするいくつかの戦略がある」ということです。

こうした命題から少し離れて、純粋に神経生物学的な視点から見てみると、以下のようなことになるでしょう。「私はすぐに好戦的になったり、防衛的になったり、激怒してしまう。社会交流システムを司る新しい有髄迷走神経が、私のこうした神経系の傾向を下方制御してくれたらどんなによいだろう。こうした防衛行動は、実は適応的なのだ。私はかつてシャットダウンしたが、こうした行動をとっている限り、私はシャットダウンしなくて済む」。

ある意味、私たち自身もヒエラルキーを作り出しているのです。シャットダウンの経験について考えてみましょう。ある人が、縛られた経験があったり、幼い頃に虐待されていたとします。そうすると適応的行動は、「動き続けること」です。できる限り動き続けていれば、シャットダウンしないのです。しかし、動き続けていると、人と関係を持てず、人生を楽しめず、人間関係を築けないのです。本当は人間関係を築きたいと思ってもできません。

この可動化する防衛システムをオフにするか、または下方制御する生物学的原理があります。それは社会交流システムであり、有髄迷走神経の働きによります。そして、これを活性化する、非常にシンプルですが、強力な方法があります。呼吸です。呼吸法を身に着けることも大変有効です。ゆっくり深く息を吐くと、交感神経系の働きを抑制する迷走神経が刺激を受け、私たちの心を落ち着かせてくれます。ゆっくり息を吐く間に声を出すと、それは歌になります。管楽器はどうやって演奏しますか？　ゆっくりと息を吐くことですね。長い文章を途切れることなく話すにはどうしますか？　ゆっくりと息を吐きながら声を出すのですよね。社会的行動、音楽の演奏や音楽を聴くことによってさえも、生理機能を効果的に変化させることができます。こうした行動をとると、神経回路のフィードバックを通じて心臓への迷走神経による制御に変化が起こり、社会交流システムに影響を与えます。そして中耳の筋肉を使って聴いたり、ポジティブな感情を表現する力も向上していきます。

なぜ歌うことと聴くことで落ち着くのか

ブチンスキー：歌うとは、ゆっくり息を吐くことだというのはわかりましたが、聴くこともゆっくり息を吐くことなのでしょうか？

ポージェス：聴くことは非常に特別です。聴くことが、社会交流システム全体を刺激するポータル（入り口）です。

ペットのイヌに話しかけたり、子供に話しかけたり、友人に話しかけたりするときにはどうしているかを思い出してください。韻律に満ち、抑揚のある声で話しているはずです。そういう変調されたトーンは、神経系のニューロセプションでは、「安全である」と知らせる「合図」となります。

生理機能は、呼吸を通じて変化させることもできますが、聴くことによっても可能です。

私たちは音楽についても以前話し合いました。ある種の音楽は安心感を引き出すきっかけになります。前回のウェビナーでは、ジョニー・マティスについて話し合いました（第2章参照）。最近、美しいテノールの声を持つハリー・ニルソンのドキュメンタリー・ビデオを見ていました。彼が最高に安心できる人物というわけではありませんが、その声はとても美しく韻律に富み、彼の作った歌を聴くとリラックスできます。神経系は、こういった抑揚に富んだ音声を、安全への手がかりとして検出するよう進化してきたからです。

安心への手がかりとして発声はとても重要であることがわかりました。そして音声を使って人々を安心させる方法を考えることもできるのです。安心を感じることが、まず治療なのです。これは、神経系のエクササイズです。

ブチンスキー：博士が今おっしゃったこと、つまり「安心を感じることは治療だ」ということは非常に重要だと思います。精神医療の専門家であれ、重病の患者を診ている医師であれ、専門を問わず、この点を中心に治療の方針を立てることができます。

ポージェス：これはとても大きな影響力を持つ概念です。私の講演スライドの中には、神経系が知覚する「安全」は、法的または文化的な基準の「安全」とはまったく異なると述べているものがあります。例えば、学校で教師が銃を持つとか、校長が銃を持って歩きまわっているというのは、法的な観点からは学校を安全にする一つの方法かもしれませんが、そのような状況は、神経系にとっては体験したくないものです。私たちの身体は、安全の兆候と危険の兆候の両方を検出するのだ、ということを理解しておく必要があります。

さらに私たちは、「私が言うことの内容が大事なのであり、どのように言うかは重要ではありません」と考える文化の中で生きています。しかし、私たちの神経系は違うことを私たちに告げています。「あなたが何を言うかは重要ではありません。どのように言うかが重要なのです」。

ブチンスキー：では、音楽の話に戻りましょう。メンタルヘルスの臨床家、特にトラウマを扱う臨床家は、どのように音楽を治療に取り入れることができるでしょうか？

ポージェス：まず、環境に何を追加するかではなく、音響的に何が削除できるかについて考えることが必要です。

ニューロセプションは、低周波音を危険および命を脅かすものからの強い信号として受け取ります。神経系が、危険および命を脅かすものを察知して過剰警戒に入ることは避けなくてはなりません。

まず、診察室やカウンセリング室は静かであるべきです。エレベーターや空調システム、交通機関などからの低周波音は取り除きましょう。エレベーターや騒がしい廊下、休憩室の近くは避けましょう。部屋はなるべく静かなほうがよいのです。さもないと神経系が低周波音を、迫りくる危険、何か悪いことが起こる兆候として検知し始めてしまいます。

クラシック交響曲の作曲家たちは、これらの「合図」を理解していました。作曲家たちは、第一楽章では聴衆にお母さんを連想させるヴァイオリンの音を使って「子守唄」を聞かせ、安心させます。一旦、聴衆が導入部で安心だと感じたら、次は低い音程を出す楽器のメロディーに移行します。多くの楽曲において、第一楽章はリラックスする安心体験であり、オーケストラの音域がフルに使われています。しかし、第二楽章では様相が一気に変わります。第二楽章は、単調な低周波音を使った、迫りくる危険を知らせる音響信号によって彩られていることが多いのです。クラシックの作曲家たちは、音響による刺激が、私たちの生理機能によって表される身体の状態と感情に与える強い影響力を理解していたのです。作曲家たちは、彼らだけのシナリオ、つまり彼ら独自のナラティブを、音楽を使って作り上げていたのです。

臨床家も作曲家たちのように直感を働かせることができます。クライアントに危険が迫ってくると感じさせるような低周波音を排除し、リラックスして社会交流システム系が刺激されるように、特に女性の声を聴かせるとよいでしょう。

一定の周波数帯域の音響による刺激は、非常に快適に感じ、落ち着くことができます。六〇年代の音楽を覚えていますか？　当時、極めて韻律に富んだフォーク・ミュージックが流行しました。先頃亡くなりましたが、ピート・シーガーは社会改革を求めるシリアスなメッセージを歌で表現する社会運動家の先駆けでした。重い内容のメッセージでも、明るく軽い曲調に載せたため、人々は一緒に歌うようになりました。そして、人々はこういう歌を聞いて心地よく感じたのです。これは、伝統的なフォーク・ミュージックの真髄です。人々を怖がらせたりしないで、重要なメッセージを伝えたのです。

また、臨床現場で音楽を使うことも可能です。臨床家にとって一番重要なことは、低周波音を取り除き、韻律に富んだ声で話すことです。クライアントが目をそらしたり背を向けたりした場合は、アイコンタクトを強要しないでください。彼らはすでにとても怖がっているのです。恐怖を感じているとき、人間は直接見つめあうことを不快に感じます。しかし、一旦心地よいと感じれば自発的にあなたのほうを見るでしょう。

ブチンスキー：もし、臨床家がビルの空調とか道路の騒音を排除することができなかったら、どうすればよいと思いますか？

ポージェス：違う場所を探すことを勧めるでしょうね。これが、私ができる最善のアドバイスです。

ブチンスキー：しかし、病院などで働くこともあるでしょう……。

ポージェス：今まで、療法を提供する場所の物理的特徴についてはあまり注意が払われてきませんでした。しかし部屋の状態が治療の効果を左右します。セッションルームの音響刺激が、クライアントの神経系に対して好ましくない影響を強く与えているようなら、私たちの治療的能力は阻害されることになります。

人によっては、こういった騒音を遮蔽するためにホワイトノイズの発生器を使うこともありますが、うまくいかないことが多いです。かえって神経系に対し、背景の雑音の情報を複雑にしてしまうのです。そういう環境にいる人が過覚醒の様相を呈していても、静かな環境に移動すると落ち着くことがあります。

私は、建築家たちと数回討論したことがあります。傷ついた戦争帰還兵の治療のための施設の設計について、単なる美観だけではなく、治療効果を上げるためにはどうしたらいいか、話し合ったことがあります。建築家は通常、美観にこだわります。また医療関係者は、清潔と患者をモニターする機能にこだわります。もちろん、病院を設計するとしたら、患者の健康状態を効果的にモニターでき、なおかつ衛生的に優れた施設になるように配慮するのは当然です。しかし私は、美観にも、患者のモニター機能にも興味がなく、その施設が、いかに雑音をうまく吸収し、身体を落ち着かせることができるかということに興味があるのです。

そこで、何をしたらよいか、ですね。ほとんどのセラピールームの壁と床は固い部材で作られています。音は硬い部材の表面で跳ね返り、部屋の中は雑音が多くなります。そこで、壁に壁掛けをしつらえたり、床に絨毯を敷くことで雑音を改善することができます。そのどちらも音を吸収し、クライアントに安心感を与え、心地よくしてくれます。こうした工夫にお金を使うことは、臨床家にとっては価値ある投資になることでしょう。

社会交流システム系を活性化させるエクササイズ

ブチンスキー：従来のセラピーに違和感を持つ人が、治療者と一対一で向き合わなくても社会交流システムを活性化させることができるような方法はありますか?

ポージェス：あります。とても良いご質問です。私は、まさにこの点について何年もの間考えてきました。そして、音響刺激を用いる方法を開発しました。あくまでも私見ですが、私は侵襲的な治療方法は好きではありません。私は、一人一人の人間に十分敬意を払いたいと思っています。ですから、治療には自主的に参加してほしいのです。もし彼らが自主的に参加したら、私も進んで治療したいと思います。

私は、互恵的な相互交流の大切さをいつも説いています。そして互恵的な相互交流を神経エクササイズと定義しています。もしクライアントがあまり交流してくれなかったら、韻律に富んだ声で話しかけ、自主的に関わってくれるような刺激を与えることもできます。歌声の入った曲には、韻律に富んだ声が入っていますので、ボーカル曲を聴くことも役に立つでしょう。

一つ体験談をお話ししましょう。臨床家の友人の一人が、会議で私を紹介することになりました。彼女はとてもエネルギッシュな人だと思っていましたので、大勢の前で話すことにひどい不安を感じているなどとは思ってもみませんでした。大勢の聴衆に私を紹介することになっていた会議の前夜のパーティで、彼女は私に「実はとても不安なのだ」と告白しました。パーティで一、二杯お酒を飲んだら、途端に心の内をしゃべれるようになるのは興味深いことです。そこで私は彼女に、「心配しなくていいよ。いざとなったら私が手助けするから」と言いました。

講演は翌朝九時から予定されていました。九時一〇分前になると、彼女は言いました。「博士、今がその『いざ』というときよ。なんとかして」。そこで私は彼女が話している様子を観察しました。彼女は言葉を短く区切り、その間に急いで息を吸い込んでいました。そんなふうに話す人を見たことがあると思います。彼らは言葉を発するのと同時に息をしていて、この話し方だと、不安が募っていきます。逆に、息を長く吐けば落ち着いていきます。息を急いで吐くような呼吸法では、不安が強化されます。

私は彼女に、「ゆっくりと話して。息継ぎをする前に、もっと言葉を加えて」と言いました。彼女は、初めはうまくできませんでした。単語を一つも付け加えることができず、すぐに息継ぎしてしまいました。しかし、最終的には一回の息で長い文章を話せるようになりました。彼女の話し方も、より魅力的になりました。すると、彼女の声によって聴衆とのつながりができ、私のこともすばらしく興味をそそる内容で紹介してくれました。彼女は大勢の聴衆の前で話すことに恐怖を抱いていました。ところが、なんと今は彼女自身が臨床で、社交不安症を抱えるクライアントの治療としてこの方法を使っています。

話している間、吐く息を長くすれば、落ち着いていくというのは、生理学的な原則です。これがわかれば、クライアントを落ち着かせる方法もわかるでしょう。神経生理学的に言うと、息を吐く間に、迷走神経が心臓に働きかけ、落ち着くという効果をもたらします。ゆっくり息を吐くことは、社会交流システムに対しても影響を与えます。迷走神経が心臓をよりよく制御するようになると、喉頭と咽頭への影響も増していきます。声はより滑らかになり、他者に「安全である」という「合図」を送ります。ですから、彼女は落ち着きを取り戻し、韻律に富んだ声で、九〇〇人もの大勢の人の前で話すことができたのです。

この例は、ごく簡単な治療戦略でもうまくいくという証拠を示しています。クライアントが社会的コミュニケーションについて困難を抱えていたとしても、社会的コミュニケーションと落ち着きを支持する生理学的状態を引き起こすことができれば、数々のさらなる社会的行動が、この神経系の土台から自発的に起きてくることでしょう。これは、社会的コミュニケーションを訓練したり、状態をコントロールしようとすることとはまったく異なります。つまり従来の臨床戦略とは本質的に異なるのです。

ブチンスキー：彼女は社交不安症の患者に、どのような手法を用いているかご存じですか？　ポリヴェーガル理論を、どんなふうに臨床に応用しているのでしょうか？

ポージェス：彼女はクライアントに、話している間、吐く息を延ばすよう指導しています。クライアントは、かつては話していると次第に不安になっていったわけですが、この方法をとると、落ち着いた生理学的状態が作られていきます。一つの文章に、よりたくさんの言葉を入れて、呼吸の間隔を広くとるようになると、生理機能は落ち着いていきます。かつて大勢の人の前で話すことは、不安を喚起することでしたが、今では、落ち着いた生理学的状態の中にいながら話をすることができます。こうしている間に、社会交流システムの構成要素の一つである声も変化していきます。キンキンしたり、かすれた声ではなく、もっと滑らかな声になります。その声を聞いていると、話している本人も心地よくなります。

ブチンスキー：これは声を出すやり方ですが、声を出さなくても同じことができますか？

ポージェス：私は若い頃、一時期クラリネットを演奏していました。当時も、実際に楽器を演奏しなくても、イメージすることによってたくさんのことができました。つまり、実際に楽器を演奏することなく、頭の中で練習やリハーサルができたということです。もしソロで演奏する予定があったら、コンサートをイメージして、頭の中で演奏しました。行動を何回もイメージしてから、実際の行動をとることで、イメージと実技を融合させることができるのです。

ブチンスキー：社交不安症を抱える人ですが、彼らが怖いと感じていると、脳は凍りつき、何を話したらいいのかさえ考えられません。頭の中が真っ白になって言いたいことが思いつかないと、一つの文章をゆっくり引き延ばすこともできません。

数を数えさせてはどうでしょうか？「次の息を吸う前に、できるだけ多くの数を数えてください」と言ってみてもいいでしょうか？

ポージェス：あなたは、そのことを話しているとき、まさに息を飲み込んでいましたね。そうすると、あなたが説明していたのと同じ生理学的状態に入ってしまいました。

こうした方法は、逆効果の恐れがあります。まさに、起こってほしくない生理学的状態を作り出してしまう可能性があります。ゆっくりと息を吐いてもらい、吐く息の間、数を数えてもらったら、もう少し人との関わりが向上するかもしれません。しかし、今のように慌てて息を飲み込むと、脳は凍りつきに入ってしまうでしょう。つまり、それが生理学的状態を変化させるのです。

このモデルは単純です。社会交流システムを支持する迷走神経の制御システムのスイッチを切って、今度は闘争／逃走をもたらす交感神経の可動化のスイッチを入れると、問題が起きてくるのです。

別の例をお話ししましょう。「思いやり」について討論する会議で講演をしたことがあります。私が数百人の聴衆の前に立つと、会場の照明が落とされました。話を始めましたが、人々の顔を見ずに話していると、まるで奈落の底へ落ちていくような感じがしました。聴衆からは、何のフィードバックも得られなかったのです。まるで切り離された感じがしました。「思いやり」について語る会議だったのに、これは皮肉なことでした。そこで私は、「みなさんの顔が見えないと、何も話すことが湧いてきません」と言って、会場の照明をもとに戻すようにお願いしました。

何が言いたいかというと、相手からの反応がないと、恐怖に陥るということです。本来であれば、豊かな相互交流があるはずなのに、何も得られないのは耐え難いものです。

トラウマを抱えた人々に起きていることも、この観点から理解することができます。彼らは、生理学的状態を調整するために、他者の存在を利用することができません。これが彼らの苦しみの根源です。不安を抱えている人々は、自分自身が落ち着くために、他の人々との交流を利用することができません。そしてこれは、認知的プロセスではありません。彼らの話し方や、呼吸の仕方は闘争／逃走行動を支持しており、社会交流システムを活発にする相互交流の効果を体験することができません。ですから、彼らは良い気分を感じることができないのです。

今後のトラウマ治療

ブチンスキー：ポージェス博士、ではトラウマ治療は今後どのような方向に進んでいくのでしょうか？　今もっとも目が離せないのは、どんな分野でしょうか？　今から五年後、私たちはどうなっているでしょうか？

ポージェス：これからは、さらに身体志向が強まるでしょう。今の臨床家の動向から見ても、それは明らかです。私は臨床家ではないので、非常に興味深い立ち位置にいるのです。私は臨床家ではなく、科学者ですが、臨床家がしていることの原理を説明しようとしています。ですから、ピーター・ラヴィーンによるSE™（ソマティック・エクスペリエンシング）、パット・オグデンによるセンサリーモーター・サイコセラピー（sensorimotor psychotherapy）、ベッセル・ヴァン・デア・コークの業績など、トラウマ治療についての多様なモデルと関わることができました。こうした洞察力に優れた臨床家たちが、「『ポリヴェーガル理論』は自分たちのやっていることを神経生物学的に説明している」と見抜いたのです。

ポリヴェーガル理論によって、身体と脳、および身体と心理作用の間の神経生物学的なつながりが説明されています。私たちは、トラウマを適応的反応として捉えています。トラウマを受けた当初は、その反応は適応的でしたが、その反応特徴が、あるところで固まって動きがとれなくなっており、必要のない状況でも、また同様の反応をしてしまうのです。すべての成功している治療モデルは、シャットダウンの閾値を変化させ、クライアントがもっと社会的に交流できるようにしています。効果のあるトラウマ療法は、いずれも生理学的状態を変化させることに焦点を当てています。

こうした議論の根底に流れているのは、他者と交流することで生理学的状態を協働調整することができるという原則です。これこそがポリヴェーガル理論の真髄であり、ここに向かって私たちは進んでいるのです。さらに私は、協働調整し、「安全である」と感じることが、人間の生物学的な必須要件であるという考えを広めていこうと考えています。他の哺乳類との適切な交流なしでは、私たちは生き残ることができません。トラウマ治療は、イヌやウマ、その他の哺乳類と交流する形態へと変遷していくかもしれません。問題は、どうやってクライアントが自発的に他者と関わるような状態に神経系を持っていくかです。私たちは、健康でいるためには他者との交流を必要としています。

将来的に、トラウマの投薬治療は限定されたものになるでしょう。おそらく投薬治療は急性のトラウマ反応のみに用いられることになるはずです。しかし、医師たちは、薬物治療志向ですから、彼らの薬物の多用傾向を変えるのは難しいでしょう。精神科医は、薬物が特定の疾病に働きかけることができるという信念のもとに、応用精神薬理学の専門家としての基礎教育を受けています。そして、薬物が神経的フィードバックループだけでなく、身体の多くの系にも影響を与えるということを十分考えずに治療にあたっています。

将来的には、薬物は急性期や、緊急時の治療においてのみ用いられ、長期的な治療においては用いられない方向に進むべきであると思います。神経系は、脳と身体の調整を行っていますが、より幅広い神経系のフィードバックループは、脳と身体の関係だけでなく、人と人との関係性も含んでいます。この点に深い敬意を払う必要があります。

ブチンスキー：トラウマの治療では、「信頼」が非常に重要です。そして、ポリヴェーガル理論では、人々が安心を感じるための方法が多く語られています。ですからポリヴェーガル理論は、夫婦セラピー、家族セラピー、さらにはカップル・セラピーに広く活用されているのでしょうか？

ポージェス：これは興味深いご質問です。私は最近、エリクソン財団カップル会議（Erickson Foundation Couples Conference）で講演しましたが、招待を受けたときには驚きました。また、来週、全米グループ心理療法協会（American Group Psychotherapy Association）で講演します。こうした会議には、初めて招かれました。

ブチンスキー：カップルの片方が何らかの理由でひどく傷つき、ストレスのかかる状況で引きこもってしまい、もう片方がそれに不安を感じてさらに不安を増していく、という状況を考えてみてください。こうした状況は典型的なものです。

引きこもっているパートナーを落ち着かせるために、不安を抱えているほうの人物にどのように振る舞うべきかを教えることができるでしょうか？

ポージェス：そうですね、これは非常に難しいです。というのは、私は夫であり、父親であり、指導者なので、よくわかります。何らかの「合図」を受け取り、それによって自分の反応が誘発されているときに、自分自身を整えることは極めて難しいことです。あなたが当事者である場合、同時に観察者になることは困難です。それがカップルの難しいところです。私の同僚のスタンレー・タトキン（Stanley Tatkin）は、カップル・セラピーをビデオに撮って、二人の生理学的状態を観察しています。二人が、それぞれの行動を観察し、そのときどのような自律神経の反応が起きているのかを理解することは、カップルにとって役立ちます。また、それぞれのニューロセプションが、どんなふうに偏っていて、どんふうに変化していくのかを理解することが、カップルの関係改善に役立つと、タトキンは信じています。

生理学的状態を観察していると、ときにはそれが劇的に変化するのを目撃することもあります。現在私たちは、生理学的機能が失調したときどうなるかについて十分な注意を払わない、認知行動学的な世界に生きています。

あるカップル・セラピーで生理機能をモニターしていたら、カップルの片方がある言葉に刺激され、心拍数と血圧が急速に上昇し、いても立ってもいられないほどの興奮状態になりました。このようなとき、パートナーは彼女に、「とにかく落ち着いて。座って。心配ないよ」と言いたくなります。しかし、彼女のこの生理学的状態を考えると、「落ち着いて」という提案を合理的に処理することはできないでしょう。つまり、このときの彼女のニューロセプションには、「すべての提案は危険で攻撃的だ」と見なす偏向がかかっている恐れがあるのです。

駆り立てられている状態の人に、「落ち着け」と言ってみたところで、この人は生理学的状態によって駆り立てられているのですから、この人の限界を尊重してあげなくてはなりません。こういうときに「落ち着け」と言うのは、生理学的状態が自分やパートナーの行動にどれだけ影響を与えているかということをわかっていないのです。

ブチンスキー：なるほど、これはすばらしい洞察です。こうした点や、社交不安症についてのお考え、さらに社交不安症の治療についてもお話しいただきましたが、本当に大切なことです。

第6章　トラウマ・セラピーの今後　ポリヴェーガル的な視点から

聞き手：ローレン・カルプ

カルプ：トラウマ治療の分野は、今後五年間にどのような変化を遂げるでしょうか？

ポージェス：トラウマは、従来の治療モデルにとってやっかいな問題を生み出しました。従来の治療モデルでは、ほとんどの精神的疾患には、ストレスの増大、闘争／逃走行動、および交感神経活性の増大をもたらす作用機序に関係する共通の神経生物学的な基盤があると見なしています。これらすべての構成概念は、異常な行動制御をもたらす過覚醒状態に関するものです。しかし、トラウマのサヴァイヴァーを扱う臨床家たちは、トラウマの神経生物学的な発現は、必ずしも闘争／逃走反応と言われる過剰に可動化された防衛の推移に沿うものではなく、むしろたいていは不動化の推移に沿っていることに気づいています。彼らは、解離や、絶望感を抱いており、その結果、動機づけが消失しています。

これらの行動学的、生理学的な症状は、旧来の防衛、ストレスについてのモデル、さらに不安症や抑うつ症の臨床診断とうまく相応しません。トラウマ・サヴァイヴァーの症状が現在の診断的・理論的な見方に合致しないことがきっかけとなり、「ポリヴェーガル理論」の概念がトラウマへの生物行動学的な反応の理解に貢献しました。この理論の展開にあたって、私は、哺乳類が生命の危機に瀕したときに用いる、もう一つの基本的な防衛システムについて論じています。これが、シャットダウンと不動化です。動かないことによって、哺乳類は捕食動物に発見されないで生き延びる可能性があります。しかし、この戦略の副産物として、心拍数が大幅に減少し、失神反応が誘発され、意識が失われる可能性もあります。人間では、解離状態が起きることもあります。この防衛システムは、様々な哺乳類に安全をもたらすよう作用してきました。

私ははじめ、この防衛戦略をトラウマ反応とは考えていませんでした。不動化は、爬虫類にとっては主要な防衛反応です。ですから、はじめは哺乳類が原始的な爬虫類の適応反応に退行しているのではないかと考えていました。しかし、私がこの理論について説明すると、トラウマ治療を行っている人たちが、ポリヴェーガル理論で述べられている不動化の防衛に大きな関心を寄せました。この理論の臨床応用を直感的に理解する専門家のグループがいるとしたら、それは、トラウマを扱っている臨床家のグループです。トラウマに関与している人々は、ポリヴェーガル理論を理解することによって、トラウマ・サヴァイヴァーたちが示している症状を理解することができたのです。

私は、臨床家たち、および過酷なトラウマを生き延びたサヴァイヴァーたちと興味深い話し合いを持ちました。こうした交流から、私は新たな情報を得ることができました。私は、過酷なトラウマからの生還者は従来の理論では説明ができない状態を体験しているということを学びました。トラウマ・サヴァイヴァーの多くは、治癒を望んでいたにもかかわらず、むしろセラピーの犠牲者であると感じていたのです。かつて臨床家たちは、トラウマ・サヴァイヴァーの経験を理解することができませんでした。さらに、従来の臨床的説明では、サヴァイヴァーたちは「癒しへ向かっている」と感じることがほとんどできなかったのです。多くのサヴァイヴァーたちは、トラウマの結果生じた感情や、生理学的状態を理解することができず、自分たちは狂ってしまったのだと感じていました。臨床家と過酷なトラウマ体験からの生還者の双方から学んだことをもとに、私は、講演やワークショップの中で、ポリヴェーガル理論の要素を紹介することにしました。命を脅かすような極めて危険な状況で、身体は、状況を見極め、事態と交渉し、成功裏に生き延びたのであり、そのすばらしい成果を称えることが大切だと伝えました。神経系は、なんとか生き残ることができるように、不随意に必要な生理学的状態を引き起こしたのだという点を、トラウマ・サヴァイヴァーたちのナラティブに盛り込み、神経系の反応に畏敬の念を持ってほしいと思ったのです。

命を脅かす状態にうまく反応したことで、生き延びることができたわけですが、同時に問題も生じました。その問題とは、その後事態が好転しても、彼らの命を救ってくれた生理学的状態からは、簡単には抜け出せないということです。ひとたびシャットダウン状態に入ると、レジリエンスと言われる、行動状態を柔軟に保つ力を回復するのが困難になります。こうした問題点は、サヴァイヴァーたちが社会的な交流をする必要に迫られたときに明らかになります。サヴァイヴァーたちは、トラウマを被る前であれば、社会的交流により心が安らいでいたのですが、トラウマ後では一転して、うまく社会的な交流ができないという経験をします。私たちを救った状態は、同時に、社交の場で心地よく振る舞う能力を制限する状態でもあるのです。これを理解したなら、制約があるのは事実であるものの、自分の身体反応を称えることができるでしょう。

臨床家と話をするとき、よく彼らにこう尋ねます。「もっと社交的に、もっと交流しなさいという要求をするのではなく、『ちょっと時間をとってあなたの身体がしたことを称えましょう』と、クライアントに話したら何が起こるでしょうか？」と。このようなことを講演で話すようになってから、臨床家からメールをもらうようになりました。彼らは、このようにトラウマ反応についての無理解を解消すること自体が、良い治療になったと言います。身体がしていることを理解できなかったときは、恐ろしく感じていたのが、その恐怖がなくなっただけで、症状が軽快したり改善しているクライアントがいると教えてくれました。わかりやすく言えば、トラウマ療法の世界が変化したのです。すべての適応的な防御行動を闘争／逃走として分類するのをやめ、ケガや痛みを最小限にとどめてくれるという点で非常に役に立つ原始的な防衛システムとして、敬意を払うようになりました。シャットダウンの適応的機能に敬意を払うことができたら、次に大切なのは、この防衛状態からクライアントをどうやって引き出し、人々と安心して交流できる状態へと持っていくことができるか、ということです。

カルプ：実は、近親者の一人が、就寝中に家宅侵入されるというトラウマを経験し、現在はＰＴＳＤに悩まされています。私は、マッサージ・セラピストとしての経験を活かし、心理臨床の専門家を交えて、彼の体験について認知的な理解を試みることに加えて、グラウンディングを助けるために治療的なタッチを行いました。こうした場面での治療的なタッチの使用については、博士はどのようにお考えですか？

ポージェス：トラウマを経験した場合、一般的に、他人を受け入れるのは難しく、触れられることを容易に受け入れられないことがあります。臨床家として、クライアントの敏感な反応には十分配慮しなくてはなりません。そして、少しでも良い関係を築けるように注意深くきっかけを探します。また、あなたが関係を築こうと働きかけたことに対し、クライアントがどのような反応を示すのか注意深く観察する必要があります。セッション中にクライアントがレジリエンスを失い始めているという合図を出していると感じたら、確実に気づくことが大切です。

かつてはこういうときに無理にクライアントを押していく療法がありましたが、このときセラピストは、さらに押していこうとせず、一旦引くことが大切です。

カルプ：トラウマを経験した患者が出す合図に、つねに気を配り、その人固有の体験を尊重することが非常に重要だとおっしゃっているのですね。私は臨床家として、その人が今までなんとか自分のトラウマ体験と折り合いをつけて生きていくために役に立ってきた、その人固有の強みを見つけることに努めています。

ポージェス：トラウマに関しては、何が起きたかという出来事ではなく、その危機的な出来事にどう反応したかということが大切です。私はいつも自分に言い聞かせていることがあります。それは、「何を地獄と感じるかは、一人一人違う」ということです。これは、私がある出来事について下す判断は、クライアントにとっては無意味であり、どのような経緯を経るかは、その出来事へのクライアントの反応によって決まるということです。ある人にとっては、比較的穏やかだと感じることが、別の人の神経系にとっては、まるで生きるか死ぬかの状況として感じられるのです。

家に何者かが押し入ったりした場合には、あとから周りの人がこんなふうに言うかもしれません。「まあ、ケガもなく、命に別状もなかったのだから、いつまでもくよくよするんじゃない」と。こういうことを言う人は、家宅侵入に対する被害者の身体的反応についての繊細な理解に欠けています。神経系は、時には私たちの自発的意思に基づいて、思った通りに動いてくれることもあります。しかし、時には私たちの命を救うために、機能的に私たちの意思を裏切ることもあるということを理解しておくことが大切です。

この種の身体による裏切りについて、私個人の経験をお話ししましょう。数年前、私は心臓の定期健診で点滴を受けていました。点滴のカテーテルが、私の腕からずれ落ちそうになったので、それを技師に伝えたところ、技師は点滴カテーテルが適切に挿入されているかどうか確かめるために、あちこち動かしました。しかし、技師がカテーテルを動かしたとき、血圧調整に関連する求心性経路を刺激したので、私は失神してしまいました。それを技師は、私が怖がったからだと解釈したようです。

しかし、これは恐怖とはまったく無関係のことで、ある感覚受容器が刺激を受けて反応しただけなのです。医療の世界では、トラウマ・サヴァイヴァーの症状に対して、例えば失神などの反応が起きると、心理的な問題だと捉えます。しかし、これは実は生理学的な反射なのです。

とはいえ、脳と意識に影響しているすべてのことが、ボトムアップ・モデルによって起こるわけではありません。発達過程において、ある種のトラウマや問題を体験したとしても、私たちはトップダウンの回路にもアクセス可能であり、認知の力を使って再び機能を回復することもできるのです。

人類である私たちは、幸運にも大きな脳を持っています。つまり、脳に情報を取り込み、文字通り自分で自分の親や教師、セラピストにもなることができるのです。新しい情報を取り込むことができると、行動や思考を修正することができます。行動と認知双方において、私たちは柔軟性を持っています。ですから、子供時代に何かが欠落していたからといって、必ず人生に失敗するといった運命論に支配されたトラウマ治療を行うのは好ましくありません。私たちは、より高いレジリエンスを持ち、柔軟で適応的に生きることが可能なのです。私たちは大きくて能力の高い脳を持っているのです。

では、今からトップダウンのメカニズムについて話そうと思います。私は今まで、ボトムアップの作用機序について論じてきました。そこでは、脳による決定や行動は、身体の状態の変化に基づいて起こると論じてきましたが、それとは対照的なものです。

脳は、身体がどのように感じているかを認識できます。ですから私たちは、物事を違う角度から眺め、解釈しなおすことができるのです。つまり、失望と怒りを感じたとしても、私たちを失望させた人々は、彼ら自身も非常に厳しい状況の中で適応しようとしていただけだと、一歩進んで解釈することができるのです。多くの人が過去を手放せずにいて、今自分の人生がうまくいかないのは幼少期の不適切な養育のせいだと考えます。しかし忘れてはいけないのは、こういう親自身が、不適切な養育を受け、子供時代にトラウマを受けていたかもしれないのです。親を非難する人はたいてい、自分自身も親であることを忘れています。彼らもまた、世代間伝搬によって不適切養育を行い、次の世代に病理を持ち越してしまっています。大きな脳を持っていることによって、過去において傷つけられた出来事の多くは、悪意のない無意識の適応行動によるものだったと理解できるのです。

私たちは社会的交流がスムーズにいかないことに対しては、極めて敏感に反応します。例えば、誰かと会話していて、その相手が礼儀正しく会話を終わらせることなく、突然立ち去ってしまったら、強力な本能的反応が起こります。こういうことが起きると、私たちの身体は何かがおかしいと叫びを上げて知らせます。こんなことは耐えられない状況であり、社会的交流への自然な期待に対する裏切りです。

このようなとき、「おや、おかしいぞ。なぜ自分はこんなに苛立っているのだろう?」と一歩引いて冷静になる人はなかなかいません。知識豊富な科学者や臨床家でさえ、このような場面で、この人が生理学的状態の変化を体験したため、自閉症様の行動をとっているのだと気づくことはなかなかありません。むしろ、科学者や臨床家たちは、この立ち去った人物の無神経な行動の動機を詮索します。立ち去った人物は私たちのことが嫌いで、私たちを尊重していないか、私たちはそう重要ではないと思っているに違いない、と思うことでしょう。私たちは、その行動の動機を説明するために、もっともらしいモデルを作り上げようとします。距離をとって冷静になり、おそらくこの人物は非常に複雑な社会的環境に適応しようとしているが、社会的行動を支持する神経系がうまく備わっていないのだ、という解釈をすることはなかなか難しいのです。

ボトムアップとトップダウンの両方の戦略が使えるということは、極めて重要です。身体が脳を支配するボトムアップの戦略があります。そして、ストレスや危険を察知すると、身体はそれに対応します。その際に感情が湧いてきて、それが脳に伝わります。この情報が私たちの世界を知覚する能力に影響を与えています。しかし、私たちにはトップダウンの戦略もあります。それによって自分自身を安全な環境に置くこともできます。そして「傷つけられた」と感じている体験をよく吟味し、思い込みを捨て去ることも可能です。

カルプ：私は臨床で、ＡＤＤ〔注意欠如障碍〕からアスペルガー症候群〔自閉症スペクトラム障碍〕までのスペクトラムの親の元で育ち成人したアダルトチルドレンを扱っています。今の博士のお話を聞いたら、彼らは今の自分の状態について、より理解を深めることができると思います。

ポージェス：そのとおりです。「子供の頃はこうだった」と話している時点で、私たちはもう子供ではないのです。大人なのです。これは非常に興味深くやりがいのあるアプローチです。特に、私たちの世代にとってはとても大切です。私たちの親世代は、二つの世界大戦、大恐慌など、現在の私たちには想像もできないことを経験しています。たしかに、「彼らは生き延びた」わけですが、たとえなんとか生き延びたとしても、そこには安心や安全の感覚がなかったことを、私たちはもっと理解するべきでしょう。

カルプ：学校や自閉症分野でのお仕事についてお聞かせください。

ポージェス：私は自閉症児のための、学校建物の設計に関わっていました。シカゴのイースター・シールズ財団（Easter Seals Foundation）が運営している学校です。この学校には、様々な特徴がありますが、特にその中でも注目すべきなのは、教室を静かに保とうとしているという点です。背景の雑音を減らすとともに、ギラギラとまぶしい電灯ではなく、自然の光をなるべく多く採光するように努めています。窓は床から約一・五メートルの高さで、気が散るような視覚刺激を排除しています。教室にはまぶしくないように間接照明が施されています。音を吸収する天井とカーペットが敷かれた床が配され、音の刺激を完璧に取り除けるようになっています。

自閉症児の多くは音と光に対する反応閾が低く、感覚過敏があります。自閉症児の目は、瞳孔反射さえも抑制されていることがあり、その場合は瞳孔がより開いていて、明るさが増しても機敏にすぼめることができない恐れがあります。自閉症児の多くは、慢性的に「可動化」の生理学的状態にいます。そうすると、彼らの瞳孔はより拡張され、中耳筋もうまく働きません。瞳孔が拡張している場合、光に対して過敏症になります。中耳筋がうまく機能しない場合、聴覚過敏になります。ですから、自閉症児の音と光の感受性に関する生理学的状態への影響を理解したうえで設計を行いました。

次に、学校の気風を変えるよう試みました。これは実に興味深い問題です。ほとんどの教育システムで、自閉症は特殊教育の教師が指導しています。言語聴覚士、作業療法士、理学療法士など、他にも多くの療育の専門家がいますが、基本的に特殊教育の教師が自閉症児およびその他の発達障碍児を一緒に教育しています。しかし、一般的に特殊教育は自閉症児の必要性に合わせて作られたものではありません。特殊教育は、学習に遅れがあるものの、感覚過敏や状態調整の問題がない子供に合わせて作られています。この特殊教育を、感覚過敏があり、その反応が行動に現れてしまう子供たちにも一律に施すことによって、大きな問題が生み出されています。特殊教育モデルでは、子供たちは自らの意思で行動すると考えられており、行動が生理学的状態の変化によって、不随意かつ突発的に起こるとは考えられていません。

私は、自閉症児の感情、行動および認知能力を向上させるような、新しい方法論を教育機関に持ち込みたいのです。私の方法論は、今までの教育理論による、行動修正を中心とした訓練や伝統的な学問を自閉症児に与えるというやり方とは大きく異なります。私は、生物行動学的な状態調整を改善する神経系エクササイズをさせる方法論を取り入れたいのです。まずはじめにLPP（リスニング・プロジェクト・プロトコル Listening Project Protocol）の導入を考えています。これは、すでに実験段階では成果が確認されています（第2、3章を参照）。

LPPは、コンピュータで変調した音楽を聴かせることで聴覚過敏を軽減し、生理学的状態を落ち着かせ、行動の制御を行います（Porges et al., 2013, 2014）。この介入によって、自閉症児は社会的交流が自発的に起こるような生理学的状態に導かれます。次に、バイオフィードバックを導入します。呼吸法を教えて、心拍数の調整をします。心拍数の調整力を養うことによって、教室で自閉症児がかんしゃくを起こしたり、反抗的な行動をとるなどの、行動の問題を解決します。彼らは、これによって生理学的状態を自分で落ち着かせることができるリソースを持つことになるのです。

この二つのメソッドがうまく導入されれば、自閉症児の不随意の防衛反応が軽減し、彼らはより穏やかになるでしょう。そうすれば教育環境の力動が大きく変化し、自閉症児はもっと学習や社会的行動ができるような状態へと変化していくと考えています。

聴覚過敏は、自閉症のマネジメントを行う上で重要な問題です。約六〇パーセントの自閉症児は聴覚過敏を持つと言われていますが、この数字は、低く見積もられている恐れがあります。親たちは、自分の子供が耳に指を突っ込んでいないので聴覚過敏ではないと考えていることが多いからです。かつて、自閉症児の親に、お子さんに聴覚過敏があるかと尋ねたところ、「息子は以前そうだったが、もう問題ではない」と答えました。そこで不思議に思い、その問題をどうやって克服したのかと尋ねました。その親は、自分の息子に耳に指を突っ込まないように教えたと言うのです。耳に指を突っ込むのは、聴覚過敏があることを示す行動であり、聴覚刺激の苦痛に適応するための反応です。しかしこの親は、その行動を訓練によって奪ってしまったのです。耳に指を突っ込むことを禁じることで、親は子供が不快や痛みの感覚を感じていることを知ることができなくなってしまいました。

この子は聴覚過敏があり、耳に指を突っ込むことで不快なうるさい刺激に対する適応的な調整をしていました。しかしこの行動は、親たちと教師たちに誤解を招いていました。親や教師たちは、耳に指を入れるのは子供たちが彼らの話を聞きたくないという信号なのだと考えていました。親と教師たちは、周囲はちっともうるさくないと感じていたので、子供たちが騒音に圧倒されていたとは考えてもいませんでした。ここで大切なのは、他者の生理学的状態を尊重すること、つまり、他者の感覚の世界は自分のそれとは違うのだということを理解することです。他者の感覚の世界を尊重することは、医療や教育の世界ではあまり行われていないように見えます。社会全体が個人の神経系の違いを尊重するのであれば、子供たちの発達の過程が改善されるでしょう。これは私たちの研究の目標です。

地域社会にとっての重要な問題は、学校が様々な問題を抱える子供たちをすべて抱え込んでいるということです。各学区域は、自閉症児やその他の発達障碍の子供の教育と治療のために、善意に基づいて莫大な資金をつぎ込んできましたが、それでもこうした子供たちが社会に順応できるのに十分な技術と能力を身に付けることにはなりませんでした。これは必ずしも自閉症児の教育と治療がつねに困難であるからではありません。自閉症児が学校で教育を受けるという経験は、自閉症児自身、彼らの家族、および教師にとって、おしなべて大変ストレスがかかるのです。私は、科学が現場に情報を与えるだけでなく、現場が科学に情報を与えるような環境を作りたいのです。現場は今、自閉症児への教育は神経生理学的にストレスがかかることだというのを教えてくれています。

研究者や科学者、臨床家たちはそれぞれ、自閉症に対して固有の見解を持っています。しかし、こうした専門家たちは、自閉症に関連する様々な症状によって家族全員が生活に多大な影響を受けているという事実を十分に理解していません。例えば、聴覚過敏があると家族全員が大変な苦労をします。

聴覚過敏の子供が落ち着いていられる場所はごくわずかなので、家族の日常生活は大きな影響を受けます。このように、自閉症児を抱える家族は様々な困難を体験することとなりますが、自閉症について研究している科学者たちは聴覚過敏を研究しようとはしません。科学者たちはこの分野を研究したくないのです。一つには、研究資金を提供する機関が、聴覚過敏についての研究には資金を出したがらないことがあります。聴覚過敏は、自閉症のみに現れるわけではありません。そのため、この領域の研究を支援しないのです。資金を提供する機関は、自閉症の神経生物学的な特徴や遺伝的な特徴の発見を期待しています。しかし自閉症は、不均質な行動および神経生理学的特徴をもっており、こうした状態に関する特異的な遺伝的要因を特定することはできないでしょう。

聴覚過敏はまた、トラウマを持つ人々にも見られます。聴覚過敏は、いくつかの精神疾患に共通する臨床的な問題です。生理学的状態が防衛を支持しているときには、社会交流システムを司る神経系の機能が低下し、表情が失われ、聴覚過敏が起きます。この状態は、いくつかの精神疾患に共通してみられます。

もう一つの自閉症研究の問題は、事実上、すべての研究が研究室内で行われているということです。自閉症の診断はどこでなされているのでしょうか？　診断は病院や医院で行われます。臨床環境は、研究室と同様、防衛的行動を誘発する恐れがあり、自閉症の人々の機能的な行動範囲を狭めることになります。病院や医院、研究室では、自閉症患者と非自閉症患者の間で観察される違いが、その環境に対する防衛反応によるものなのか、あるいは本当にその患者の個有の特徴なのかの判別をつけることができません。自閉症理解の一番の方法は、馴染んだ環境にいるときの自閉症児を観察することです。そこで、私は自閉症についての研究を、研究室から、自閉症児のための学校に移すことに決めたのです。慣れ親しんでいる学校なら、検査を受けたり、観察されたりするために、病院や研究室などの見知らぬ環境に連れてこられたときの不安から解放されるでしょう。

ＬＰＰを施すことですばらしい結果が報告されています。ＬＰＰが終わると、多くの自閉症児が、自ら進んでスタッフに抱き着いてきますし、また来たがります。自閉症児の学校の研究室の環境は、協力的で親しみやすく落ち着きを与えるので、子供たちはストレスを感じることなく過ごすことができます。病院内のＭＲＩに自閉症児を入れるのと、学校内の検査室とを比べてみてください。自閉症の人は、多くが聴覚過敏を持っており、当然拘束されることを嫌うので、ＭＲＩの中に入れるような自閉症患者がいるのか、ずっと疑問に思っていました。ＭＲＩを我慢できる自閉症患者を選別して行った自閉症についてのｆＭＲＩ研究は、果たしてどこまで全体の特徴を反映しているのでしょうか？

カルプ：私の一〇代の患者は、ストレスを感じると、子供の頃はぐるぐる回っていましたが、今では手をパタパタと動かします。これについてどうお考えですか？

ポージェス：その子は身体を揺らしますか？　揺れるのが好きですか？　頭からつま先の方向へ揺れることは、血圧調整に関与する受容体を刺激し、迷走神経系の調整を助けるので、落ち着きが出て、手をパタパタさせるのが減るでしょう。子供が手をパタパタさせるのは、社会的環境で許される範囲で、可動化の反応を示しているのです。逃げ出す代わりに、ただ手をパタパタさせています。子供がそれをやり始めると、親たちはたいていイライラして、その行動を止めさせようとします。ですから、手をパタパタさせる代わりに、同じところを行ったり来たりする子供もいます。私の知っているある子供は、母親が手をパタパタさせるのを許さなかったので、その代わりに同じところを行ったり来たりしました。そのため寝室の絨毯がすり減ってしまいました。私は、手をパタパタさせることは、社会的環境で許される範囲内での適応的な可動化だと考えています。完全に自己制御できなくなることを避けるために、手をパタパタ動かして調整しているのです。

揺れることは、落ち着きが出て自己調整に役立つ、とても簡単なテクニックの一つです。これには、ブランコやロッキングチェアで揺れることも含まれます。エアコンが普及する前には、どの家の玄関のポーチにもブランコがありました。二〇世紀の前半には、家にはポーチがあって、社会的交流のために、夫婦がよく一緒にブランコに乗っていました。現在ではそんなに一般的ではなくなりましたが、ブランコには役割があったのです。揺れるということは、ある意味生理学的状態の修正行動であり、生物行動学的な介入として機能していたのです。私たちは揺れると落ち着きます。揺れることによって、自閉症児が自己調整できることがあります。エクササイズ用のバランス・ボールの上で揺れることによって、副交感神経系の仙骨の求心性神経を刺激することもできます。こうした求心性神経は、脳幹に情報を伝え、副交感神経の緊張を増加しています。そのため、バランス・ボールの上で揺れることは、中枢による迷走神経の調整を刺激する一つの方法であると言ってもよいのです。

カルプ：人と人との間の神経生物学、あるいは、脳、心、人間関係の研究について、過去五年間はどのような状態であり、これから五年後にはどのようになっているとお考えでしょうか？

ポージェス：まず初めに言いたいのは、神経系を研究している科学者にとって、臨床現場からの情報は極めて重要であるということです。研究室にいる科学者と臨床現場にいる臨床家の間には大きな隔たりがあります。様々な疾患の研究モデルや神経系モデルがありますが、いずれも臨床現場では知られている重要な特徴を見過ごしていることが多くあります。研究と臨床の乖離は、臨床研究の領域にさえ広がっています。医学部では、研究者たちがほとんどの臨床研究を担っています。こうした臨床研究者は、彼ら自身も資格を持った臨床家でもあるのですが、ほとんどの時間を研究に費やして、患者を診ません。しかし、研究室で見られる臨床的特徴と、臨床現場で見られる臨床的特徴では違いがあります。科学的研究に携わっている専門家は、クライアントの理解についても権威的に上から自分の意見を述べます。しかし私は、それとは対照的に、つねに臨床家に話しかけ、真の問題は何かを理解するよう心がけています。

では、五年後にはこの分野がどうなっているか、ですね？　あなたにとっては予想外の答えを言いましょう。精神の健康の問題を理解し、体験を最善のものにしたいという望みを抱いて、今の世界は脳中心、さらに遺伝子中心という、この二つに焦点を当てる傾向があります。今までのような方法で脳の構造や脳の機能に焦点を当てていると、身体感覚が重要だということを見逃してしまいます。実は、臨床家たちは、この点については非常に鋭く見抜いています。身体感覚は、考えたり、愛したり、社会的な交流に関与する高次の脳の機能にアクセスする能力を調整し、さらにはしばしばそれを支配するということは、十分理解されていません。私たちは、遺伝的特徴や脳の機能を定量化する技術の産物の犠牲者になっています。身体のすべての側面におよぶ病的行動という重要な領域を軽視するようになりました。そして、特定の脳の領域または遺伝子多型に注目するようになってしまいました。

症状学的観点からみると、精神科の症状であれ、行動学的な問題であれ、単に身体的な健康上の症状であれ、その症状のほとんどは実際には末梢で起きています。神経系は、身体から独立している脳のことではなく、脳と身体全体に及ぶシステムです。また神経系は身体全体に広がっているだけではなく、身体を超えて、他の人間とも機能的に交流しています。私は、この点についての理解を深めていくことが、将来的には、対人関係神経生物学の特徴になると考えています。私は、対人関係神経生物学は、セラピストや家族、友人を通じての社会的交流と社会的支援が、身体的および精神的な健康を促進するということを、今後広く社会に理解してもらうために大いに役立つと考えています。

カルプ：大変深いお話をしていただいたので、私たちはそれを今後さらに咀嚼していきたいと思います。今回は、お時間をいただきありがとうございました。

第7章　心理療法に関するソマティックな視点

聞き手：サージ・プレンゲル

プレンゲル：博士のお書きになったものを読むと、神経系に特に注目されているようですね。

ポージェス：私の研究は、神経による生理学的状態の調整が、行動にどう影響するか、またこれらの作用機序が社会的な交流にどう関係しているかに着目しています。人々が、他者がいる中でどうやって自分の行動状態を調整しているのか、若い頃から興味を持っていました。すでに若い頃からこの点に注目していましたが、実はこうした行動状態を調整する能力が精神的健康に関わる中心的な問題であり、生活の質に大きく影響していることがわかってきたのは、ほんのここ一〇年か二〇年のことです。

プレンゲル：では、博士が自分自身をいかに調整するか、ということに興味を持って個人的な探求をしていた、というだけではなかったのですね。

ポージェス：そうですね、たしかに個人的な問題として探求を始め、やがて私の研究テーマにもなり、私の研究技術が向上するにつれ、再編繰り入れされていったようです。まず手始めには、より効果的に情報処理ができるように生理学的反応の媒介変数を検討するという、専門性の高い研究テーマから始めました。その後、私の研究技術が向上したので、単に生理学的な指標を検出したり、認知プロセスの相関を研究するだけでなく、その根底にある生理学的プロセスについて考え始めました。そして身体や情動について注目し始めました。そこから次に、他人を前にして、どのように身体感覚と情動の調整を行うかという疑問を持ち始め、神経系がどのように内臓感覚を伝えているか、そしてこれらの感覚が、今度は社会的交流にどのように影響を受けているか、という興味深い問いに関する研究を始めました。

プレンゲル：神経系と内臓感覚は、どれくらい相互に作用しあっているのでしょうか？

ポージェス：内臓の状態の調整に関して神経系がどのような役割を果たしているのかという点は、身体志向の心理療法に興味がある人々にとっては重要なテーマです。

しかし心理学および精神医学の世界で使われ、教えられている一般的モデル、理論、およびセラピーの範疇では、この点はまだ取り扱うのに適切な概念であるとは見なされていません。心理学と精神医学では、情動と感情のプロセスを概念化し、これを中心的な現象として捉え、これらの体験について身体の役割を最小限に抑えるトップダウン・モデルが使用されています。こうした考え方をもとに、不安でさえも内臓の働きの現れではなく、「脳」のプロセスと見なしています。

しかし幸いなことに、身体志向の心理療法家を含む臨床家たちは、脳と身体の双方向のコミュニケーションの重要性を評価しています。例えば、感覚の情報は身体から脳へと伝わり、私たちがどう世界に反応していくかに影響しています。さらに脳は、私たちの世界観や環境の様々な要素への反応に関連する認知と感情のプロセスを通じて、内臓に影響を与えています。複雑な社会環境において、神経系がどのように内臓を調整しているか、また内臓から神経系がどのような影響を受けているか、という双方向の特性については、直観的にはこれが重要であることは明らかであるにもかかわらず、この点は、精神医学などの臨床医学では無視されるか、過小評価されています。

プレンゲル：隔離された状況で、感情がひとりでに沸き起こることはありませんが、身体感覚と認知的思考は互いに影響を与えあっています。

ポージェス：そのとおりです。感情を一段低いものと見なし、認知的プロセスを尊ぶのは、感情を犠牲にして思考を強調する西洋文化の古くからある伝統に則っているのです。例えば、デカルトについて考えてみましょう。デカルトの哲学は、心と身体の二元論に基づいています。デカルトはフランス語で "Je pense donc je suis"、訳すと「我思う、ゆえに我あり」と述べています。しかし、デカルトが "Je me sens donc je suis"「我感ずる、ゆえに我あり」と言ったとしたら、それはどのような結果をもたらしたでしょうか？

フランス語を直訳すると、「我は自分自身を感じる、ゆえに我あり」となります。ここで「感じる」

という動詞の再帰的使い方に注目してください。これは、物に触れたときにどう感じるかではなく、情動が沸き起こってくることと並行して感じられる身体感覚を強調しています。

英語では、「身体の内から沸き起こってくる感覚」と、「物に触れているときに体験する感覚」とは、同じ単語である「感じる」(feel)を使っています。残念ながら、身体感覚という個人的な体験は、デカルト哲学の方程式には入っていませんでした。しかし、想像してみてください。デカルトが本当はこの身体感覚について語っていたとしたら、私たちは人間をどのように扱うようになっていたでしょうか? 人間であるとは何か、という問いの歴史的な軌跡を考えてみると、もしデカルトがそう語っていたら、今頃私たちはどうなっていたことでしょう。

しかしデカルト哲学をもとに作られた文化では、良い人間であるためには、「良い脳」、さらに言えば「賢い脳」が潜在的な能力を十分発揮できるように、内臓感覚は抑圧されるか、拒絶されなければなりません。もしかすると現代の肉体的および精神的な疾患は、デカルトの格言に忠実でありすぎた結果かもしれません。身体の反応に注意を払わず、内臓感覚を無視することで、長年にわたり、脳と身体の双方向の神経のフィードバックループを抑制してしまったために、心身の疾患が発生しているのではないでしょうか。

プレンゲル：私たちが内臓の感情をどのように経験し、それが認知にどのように関係しているかを話すことは、ウェブ講座に参加されている方たちにも役立つかもしれません。内臓感覚を表現することができなくて、認知と身体の間が切り離されていたら、どのようなことが起きるのでしょうか？

ポージェス：それは非常に興味深いことです。私はまさに今そのことについて書いているところです。様々な神経系の属性にアクセスする能力に、「安全」がもたらす影響について研究をしています。「安全である」と感じることは、創造性を発揮して難問を解き、解決策を実行するための前提条件だということを理解することが大切です。私たちの文化では、安全を定義づけることについても、矛盾している側面があります。言葉と認知的な説明にのみ注目し、安全を定義するための身体的な反応および感情は軽視されています。専門家や学者が、認知のレベルで安全を定義することは可能です。しかし、「安全である」と感じることは、実は環境に対する身体的な反応なのです。

私たちの文化における教育や社会化のプロセスは、環境に対する身体の反応を無視させようと躍起になっているように見えます。学校の教室にいる子供たちを観察したら、様々な行動に気づくことでしょう。安心して落ち着いて座っていられる子供もいれば、同じ環境にいても危険を示唆する信号を察知して、過度の警戒と思われる行動をとっている子供もいます。さらに、教室において、慢性的に危険の合図を検知しようとしている子供は、同時に学習困難を抱えていることが多いのです。「安全である」と感じている子供は、教師に注意を向け効率的に学習できます。そうすると、従来の学校教育の考え方では、「きちんとできる子もいるのだから、あなたもきちんとしなさい」という姿勢で、すべての子供に一律に成果を期待します。

私たちの社会では、少しでも違う刺激が加わると、行動面で、あるいは内臓面で敏感に反応してしまうことは、「悪い」ことであり、欠陥があるとして扱われます。こうした道徳観は、発達的に「障得がある」、精神的に「遅滞がある」、または注意力に「欠如がある」というレッテルをつけることでさらに強化されています。社会は、子供たちは自発的に行動を抑制できるものだと考え、それができないなら欠陥があると見なされます。

表面に現れている個人差の基には、こうした反応を起こす神経系の基盤があることを理解しようとせず、また、こうした反応は不随意のものであるということも理解せずに、子供たちの行動は良くないものだと決めつけてしまいます。しかし、教育の現場で、それぞれの子供が持っているユニークな感受性を大切にすることも可能なはずです。しかし、そういったことは滅多に起こりません。そして、結局私の同僚たちの多くが働いている、トラウマ治療の領域へと帰結していきます。

トラウマの世界は、主に身体的な反応と行動に関係しています。人によっては、トラウマ後に行動様式と神経による自律神経の調整状態が劇的に変化してしまうことがあります。その変化があまりにも大きく、もはや他者とつながることができず、同じ世界で交流できなくなり、まったく別人になってしまったように見えることもあります。トラウマを受けた人は、世間一般の社会的交流の期待に応えることができず、しばしば自分は不適切だ、または普通にできないと感じています。こうした不全感は、社会からのフィードバックで強化されることもありますし、実は心理療法でも強化されることがあります。例えば、治療戦略として、つねに評価を含んだ会話を行っていく方法があります。そして、より社会性のある行動を自発的にとることが期待され、それができていないと、「できない」という評価を継続的に受けることになります。しかし、このようにつねに評価にさらされると、クライアントはより一層、防衛戦略をとるようになってしまいます。

プレンゲル：もう少し、ゆっくりかみ砕いて話していただいてもいいですか。お話の中に本当にたくさんの情報が入っています。ではまず、子供たちについて考えましょう。学校では、あたかも子供たちは機械であるという前提に基づき、あらかじめ機械的な反応をするように、期待を押しつけられているとおっしゃっていますね。子供たちは、まるで機械のように扱われています。一つの機械がある方法で動いたのなら、環境刺激に反応する生理学的な喚起や閾値の個人差にお構いなしで、同じ機械なのだから、どれも同じ行動をするはずだと期待されています。

ポージェス：非常に簡潔にまとめてくださいましたね。それを再度強調したいと思います。学校では子供たちをまるで学習する機械のように扱っています。また、学校教育の成功は、その機械にどの情報をプログラミングできたか、ということで判定されます。一人一人が内臓状態を調整することの大切さは顧みられていません。実はこれは学習を促進し、社会的行動を望ましいものへと導く前提条件であり、神経生理学的基盤であり、人としての必須の能力なのです。ところが、内臓状態を調整する力を育むことは、学校のカリキュラムには取り入れられていません。

生理学的状態の神経による調整能力を向上させるような神経系のエクササイズを行えば、やがて社会的行動が豊かになっていきます。しかし、こうした神経系エクササイズの機会は、一般的な教育モデルにおいては実施されないか、最小限に抑えられています。

この点は、自閉症児などの障碍者の研究を見れば明らかです。興味深いことに、自閉症児の基本的治療モデルは、特殊教育です。このモデルは、学習理論に基づいており、強化と反復を用いて、技術の獲得を行います。しかしこの「学習モデル」には、自閉症の重要な特性であり、その他の臨床疾患とも共通する、「他者の前で、内臓状態の調整ができない」という特徴については残念ながら組み込まれていません。そればかりか、一般的な治療モデルでは、自閉症児たちに状態を調整するように強制し、そのために学習がさらに非効率的になっています。

プレンゲル：感性が鋭く有能な臨床家は、クライアントの状態が調整されないと、変化が起こらないことを理解し、その点に非常に気を配っています。しかし残念ながら、治療方法によっては、繊細でない方法で子供たちに何かをさせようとするものもあるようです。まだ、子供たちが調整する方法を学んでいないにもかかわらず、無理やり詰め込もうとします。

ポージェス：さらに、子供の神経系は、複雑な状況でうまく自分を調整することができるほど十分に発達していないことがあります。それなのに、神経系がどのように行動状態を調整するかを理解しようとせず、行動を変えさせようとして罰や報酬を用いて動機づけを与え、学習させようとします。しかし、子供の神経系が未発達であったり、定型的に発達していない場合、こうした方法は効果に乏しく、さらには否定的影響をもたらすこともあります。

私の講演では、内臓状態が外界に対する反応に影響を与えていることについてよく話をします。その際には、赤、黄、青の信号のイラストを使って説明します。それぞれの色が、異なる生理学的状態を表しています。青は安全に関連する生理学的状態を表しています。黄色は危険に関連する生理学的状態、赤は命を脅かすことに関連する生理学的状態を表しています。信号の左側は、環境的な刺激（Stimulus）を意味する「S」で、右側はその刺激に対する反応（Response）を意味する「R」にしました。日常よく体験される刺激であっても、その反応は、そのときの生理学的状態によって変わります。ある環境中で刺激が与えられると、そのときの個人の生理学的状態に基づいて、同じ刺激に対して質的に違う反応を起こすことがあります。

プレンゲル：認知プロセス、反応、および恐怖に対する情動と反応を調整する能力について、それぞれどのように関係しあっているかを説明していただきました。博士は、先に人間であるとはどういうことか、ということについて、今までの概念とは異なる見解を示してくださいましたが、この説明で、まさに腑に落ちました。

ポージェス：私が言いたいのは、私たちの教育制度の目的は何なのか、ということです。例えば、私たちの教育制度の目的は、子供たちに多くの情報を与えて教育することなのでしょうか？　それとも、人々がより良い相互交流ができ、気分が良くなるように互いに調整しあうことができるようにすることなのでしょうか？　結局、デカルト哲学に戻るのです。そこでは、思考中心に生き、認知能力を拡大し、認知をもとに定義された「賢人」になることが望ましいと考えられてきました。しかし、より「賢くなった」にも関わらず、私たちは心地よくあるために身体が欲していることについては、文字通り無知であるわけです。

プレンゲル：心地よくいるために身体が欲していることは何なのか、という点について、さらに話を進めたいと思います。内臓と神経系をつなぐ神経回路の特徴をもとに、内臓の反応がどのように機能しているのかについて議論しましょう。これは重要なことです。自分の身体にいる、ということがよく話題に上ります。思考とは対照的に、身体については、神秘的、あるいは形而上学的な性質があると考えられています。そして博士の言葉にもありましたが、そのプロセス自体がボトムアップの性質を持つようです。

ポージェス：社会の目的の一つは、恐怖のない不動状態に入れることだと言いたいのです。この表現は、はじめは耳慣れないかもしれません。しかし、考えてみてください。恐怖のない不動状態は、セラピーの真の目的地ではないでしょうか？　自分のクライアントが、がんじがらめになっており、不安で防衛的なままなのは困るでしょう。クライアントが静かに座り、恐れることなく受け入れられ、他者から抱きしめられ、またその人を抱きしめ、身体的にも心地よく、人間関係において相互交流を持つことができたら、それはとても望ましいでしょう。クライアントががんじがらめになっていて、筋肉が緊張し、交感神経が過度に活性化していたら、そのクライアントは他者に「自分は防衛状態である」と伝えています。緊張した筋肉と交感神経の興奮によって特徴づけられる状態は、可動化、あるいは戦う準備を必要とする状況に対する適応状態です。この状態は、この人の近くにいたら安全ではないということを明確に他者に伝えています。

では、次に自律神経系を調整している神経回路について話しましょう。第一に重要なのは、これが身体から脳へと伝えられる情報と関連しているということです。内臓から脳へと情報が伝わる上で、自律神経系は極めて重要な役割を果たしています。自律神経の最大の神経であり、副交感神経系の主要な神経枝である迷走神経では、その神経線維の約八〇パーセントが感覚神経です。迷走神経は、内臓の状態に関する膨大な量の情報を、脳幹の特定の神経核に絶えず伝えています。内臓からの感覚情報は、脊椎を上行する触覚刺激やその他の感覚情報とは異なります。内臓感覚は、通常びまん性であるため、正確に特定することは難しいのですが、こうしたびまん性の感情は、社会的交流に対する私たちの知覚および反応に、しばしば「色付け」をします。

第二に、運動性神経による自律神経系の制御に関することを話します。従来、自律神経系の定義は、運動性成分、つまり末梢における標的器官への神経経路および内臓における標的器官のみに焦点を当ててきました。迷走神経の運動性成分にのみ焦点を当て、迷走神経経路が起始する脳幹領域を調べようとしなかったことから、迷走神経の重要な特徴は見過ごされてきました。具体的に言うと、迷走神経に機能的に異なる二つの神経枝があることがしばしば無視されてきたのです。

多くの人は、自律神経には二つの要素、つまりは闘争／逃走反応に関連する交感神経系と、「健康」、「成長」および「回復」に関連し、脳神経の一つである迷走神経と関連づけられている副交感神経がある、と教えられています。こうした自律神経系の定義づけの中で、交感神経と副交感神経の構成概念が拮抗していることが暗示されています。一組の対立する神経系があるという自律神経系の定義は、時には役立つことがありますが、正確ではありません。

私たちは、「自律神経バランス」の構成概念をしばしば使用しますが、自律神経系は必ずしも「バランス」を取り合ってはおらず、環境内に困難が生じたときには、段階的に反応します。自律神経系は「バランスを取っているシステム」なのか、それとも「段階的に作動するシステム」なのか、この疑問が私をポリヴェーガル理論構築へと駆り立てたのです。自律神経についての従来の考え方では、交感神経系は闘争／逃走反応を引き起こし、副交感神経系は「健康」、「成長」および「回復」に関連しているとされています。しかし、ポリヴェーガル理論では、誰もが知っている、交感神経の活性化と副腎システムの反応を伴って起こる闘争／逃走システムという防衛機制に加えて、二番目の防衛システムについて論じています。二番目の防衛システムは、動的な闘争／逃走行動に関連しておらず、不動化、シャットダウン、失神および解離に関連しています。この二番目の防衛システムは、ネズミのような小型のげっ歯類が命を脅かされたときにしばしば見られます。

ネコがネズミを捕まえたとき、ネズミは不動状態になり、死んだように見えます。これは意図的な行動ではありません。要するに、ネズミは死んだふりをしようと決めたのではないのです。むしろ、ネコによって命を脅かされたことで、爬虫類が使う防衛システムである、古い神経回路が発動したのです。爬虫類の小さな脳は、酸素をそれほど必要としないので、不動化し、長い間呼吸を止めることができます。しかし、この方法は、大きな脳のために大量の酸素を必要とする哺乳類にとっては好ましい選択肢ではありません。このシャットダウンの不動化反応は、迷走神経の作用機序によって仲介されています。実際、この反応は血管迷走神経性失神と呼ばれていて、通常の心臓血管機能に、迷走神経が強力かつ破壊的な影響を与えたため起こると考えられています。

このように、数十年にわたり迷走神経、および副交感神経に関連づけられてきた「健康」、「成長」および「回復」の役割だけでは説明できない迷走神経反応型があります。しかし現在まで、迷走神経の防衛機制については、自律神経系に関する論文ではまったく触れられてきませんでした。「迷走神経の防衛機制」さえなければ、自律神経機能は、単純な一組の拮抗するモデルで説明できます。つまり、交感神経系が闘争／逃走行動を支持し、副交感神経成分が「健康」、「成長」および「回復」を支持し、その二つが拮抗しているという考え方です。

しかし、この単純な「自律神経バランス」の概念では、迷走神経の防衛システムを説明できません。そこで、三つの段階的な要素を反映できる、自律神経系の適応反応の再概念化が必要なのです。この機能的な段階は、脊椎動物における自律神経系の系統発生を反映しています。最古の迷走神経系は、脳幹の迷走神経背側運動核から起始する無髄の迷走神経によって仲介されています。この「太古の」迷走神経系は、脊椎動物にはすべて備わっています。もしこの神経系が哺乳類において防衛システムとして発動した場合、呼吸が抑制され、心拍数が下がり、反射的な排便が促されます。しかし、安全な環境においては、この神経系は、横隔膜下器官の「健康」、「成長」および「回復」を促進しています。交感神経系は、防衛機制として発動した場合、機能的に古い迷走神経を抑制し、消化を止め、内臓の働きのために使われていたエネルギー資源を可動化のために転換します。

系統発生的にもっとも新しい自律神経系は、有髄の迷走神経運動経路に相当します。迷走神経のこの要素は、哺乳類特有であり、顔と頭の筋肉の制御を行うところと同じ脳幹構造から起始しています。

人が微笑み、幸せを感じ、声が母親の子守唄のような抑揚に富んだ韻律を帯びるときには、会話によるコミュニケーションに集中し、人の話を聞き、内容を理解することができます。有髄の迷走神経は、私たちを落ち着かせ、心臓血管および代謝の要求を効率よく処理し、交感神経系に関連する覚醒状態を積極的に抑制する機能を持っています。

プレンゲル：ということは、迷走神経系の二つの構成要素は、進化の観点から見ると、もっとも古いものと、もっとも新しいものの二つから成るということですね。

ポージェス：迷走神経の二つの要素は、脊椎動物の自律神経系の進化の特徴をもっともよく反映しています。

プレンゲル：そして、闘争／逃走行動は、その中間にあるわけですね。

ポージェス：そうです。闘争／逃走行動は、交感神経によって引き起こされます。私は、哺乳類固有の自律神経系および行動の特徴を説明するために、わかりやすいナラティブを作ってみました。哺乳類が進化するにつれて、生き残るとは、子育てのために相互交流することと、食物の獲得、生殖、あそび、そして安全であることを確保する必要性を満たすための、社会的交流と集団行動をとることを意味するようになりました。この哺乳類の新しい迷走神経は、防衛システムを抑止することができます。しかし、安全と社会的交流の、両方の必要性のバランスをとるために、いつ防衛を抑止すればよいか、いつ防衛を再起動すればよいかを判別することが必要になりました。

私たちの社会では、これは大きな問題です。いつ私たちは防衛システムを抑止するのでしょうか？

他者の腕の中で安全なのはいつでしょうか？　仕事に行くのに安全なのはいつでしょうか？　安心して眠りにつけるのはいつでしょうか？　クライアントはたいてい、他者といると「安全である」と感じられないという問題を抱えています。つまり、防衛機制を抑止することが難しいのです。彼らは、抱きしめられることに耐えられません。また睡眠障害や胃腸障害を抱えています。これらの症状はすべて、新しい有髄の迷走神経系が、自律神経系に含まれる交感神経成分と無髄の迷走神経成分を適切に調整することができないためで、こうした問題は、私たちが「安全である」と感じられないときに起きてきます。

プレンゲル：だから、進化の遺産を効果的に使うために、最新の迷走神経回路は、古い回路を効果的に調整する必要があるのですね。

ポージェス：そうです。爬虫類と哺乳類との違いを定義づけている特定の神経構造と、私たちの身体的・精神的な健康の問題とを結びつけて考えてみましょう。哺乳類が進化し、有髄の迷走神経が充実してくると、防御戦略は、より闘争行動に焦点を当てるようになり、不動化の防衛システムは最小限に抑えられるようになりました。なぜなら、大量の酸素を必要とする哺乳類にとっては、不動化が致死的な影響をもたらす恐れがあるからです。現在の爬虫類と人類の祖先であった太古の爬虫類は、カメと同様の特徴を持っていました。カメの第一の防衛システムは不動化です。

トラウマを受けた人々を調査すると、彼らは予想外の強力な不動化を経験していることがわかりました。命が脅かされたときに発動される無髄の迷走神経の古い防衛機制について説明すると、トラウマを受けた人々が経験した反応が明快に理解でき、的外れな解釈を一掃することができます。命を脅かされたことが、古い反応回路を誘発したのであり、そのためトラウマ後には、彼らの自律神経系が生理学的状態を調整するやり方が変化してしまったということが理解できると、トラウマを受けた人たちも、日常生活を送る中で、なぜ自分が変わってしまったのかを理解しやすくなるでしょう。

プレンゲル：ストレスが強ければ強いほど、太古の生き残り戦略に逆行しがちである、ということですね。

ポージェス：ええ。しかしここで、ストレスの定義をしておきましょう。今のお話のように、生き残ることが難しい状況としてストレスを定義するなら、しっくりきます。ストレスによって、ストレスから逃れ、安全な状態に至る能力に制限がかけられてしまうと、生理機能が適応しようとして変化します。この概念は、あくまで個人とその神経系が、その状況をどう感じ、どの程度の脅威だと捉えたかという固有の文脈によります。ある個人を取り巻く状況が、その人の生理学的状態に影響を与え、そしてその段階の脅威に対してどの防衛システムを発動するか、選択します。

私たちは、逃げるか、身を守ることができる可能性があれば、闘争か逃走を選択します。適応反応としての闘争／逃走を起動するために、交感神経系を刺激します。しかし、もしどこかに閉じ込められたり、押さえつけられている場合には、非常に限られた選択肢しかありません。このように極めて危険で、命が脅かされる状態であるときには、恐怖のために、反射的に失神したり、不動化したり、解離状態に陥ったりします。こうした防衛行動は、系統発生的に古い回路に依存しています。

では、ＣＮＮで伝えられた、飛行機の着陸についてのニュースについてお話ししましょう（第2章参照）。ある飛行機が、着陸の際に非常に危険な状況に陥りましたが、結果的には無事着陸できました。着陸後に、レポーターが乗客の女性にインタビューし、着陸の際、どんな気持ちだったかを聞きました。その女性はこう答えました。「どんな感じだったかですって？　気を失っていたわ」。その女性の反応は、神経生理学的にはネコに咥えられたネズミの状態と同じです。もはや意識を保っていることができず、「今・ここ」にいられない状態でした。

しかし、この恐怖に起因する不動化反応にも、それなりの適応機能があります。失神の誘因は、血圧の急激な低下による軽度の低酸素症によって引き起こされますが、この防衛戦略には、ケガをしても痛みを感じないよう、痛みの閾値を上げるという適応的な特徴があります。そして、なるべく軽傷で生き残れるようにします。そうでなかったとしても、最低限命を取り留めることができるように作用します。

適応的な防衛反応としてのシャットダウンについては、痛みから身を守り、命を救うため、身体が不随意にこの防衛反応を採用するという点を理解することが大変重要です。不動化して戦うことができなかった身体に、腹を立てたりせず、できれば、シャットダウンの恩恵について理解するとよいと思います。

プレンゲル：人間であること、身体で体験することとはどういうことか、という点に戻ってきましたね。

ポージェス：人間にとって、身体で体験することは重要です。なぜなら、他者と交流することは人間にとって非常に重要だからです。一生を通じて、人間は他者に依存しています。誕生から始まって、乳幼児は授乳され世話されることが必要です。成人では、生存のための必要性は、安全と食物を得ることから、自分の生理学的状態を調整することへと変化します。こうした生理学的状態の変化は、友人や愛する人との社会的交流を通じて、情動および行動の調整として体験されます。重要なのは、自らの潜在能力を発達させ、最大限に活かすために、人間は他者との交流を必要とする、ということです。

生物学の多くの学派で、「シンバイオティクス調整」について議論されています〔シンバイオティクスとは、互いに良い影響を与えあうものを組み合わせることで、さらに相乗効果が生まれることを意味する〕。私たちは、この生物行動学で論じられている「シンバイオティクス調整」の概念を、人間の社会的交流がいかに神経生物学的なプロセスを促進するか、という点に当てはめて考えることができます。この構成概念を拡大解釈すると、私たちがどのようにお互いの神経系に合図を送りあっているかがわかります。社会的交流は、絶え間ない安全、または危険の合図の伝達によって特徴づけられています。私は、この動的で相互交流的なプロセスの説明に「ニューロセプション」という単語を使ってきました。

プレンゲル：私たちが愛と愛着を体験できるように進化してきた作用機序について、博士は注目されているのですね。

ポージェス：こうした作用機序については、社会的交流に困難を示している人々の臨床事例から学びました。ＨＩＶ患者の事例は、興味深いものです。ＨＩＶ患者の研究において、患者の世話をしている人は、しばしば患者から愛されていないと感じ、患者の世話をする中で、怒りを感じることが多いことが明らかになりました。自閉症児の親たちも、しばしば同様の感情を持つと報告しています。どちらの例でも、世話をする人は「愛されていない」と感じてしまいます。しかし本当のところは、ＨＩＶ感染患者や自閉症児は、世話をしてくれる人に対して、適切な顔の表情、まなざし、および声の抑揚を用いて反応しないということなのです。ＨＩＶ患者も自閉症児も、機械のように行動しているので、世話をする人は、突き放され、情緒的なつながりが断ち切られていると感じます。

ＨＩＶ患者や自閉症児の生理学的反応は、世話をする側の期待を裏切るため、世話をする人は屈辱を受けたと感じてしまいます。ですからセラピーでは、単に患者に対処するだけでなく、患者が生活している社会的環境を鑑み、親と子供、または世話をする人とクライアントの両方に対処していくことが重要です。自閉症児の親やＨＩＶ患者の世話をする人に、怒りを覚えてしまうのは自然で生理学的反応なのだ、ということを理解してもらうことが大切です。

残念なことに、世話をする人は、ＨＩＶ患者や自閉症児が人を突き放したような行動をとるには、何か理由があると考えてしまいます。そうなると、やっかいな問題が生じます。学校でも、生徒が顔を背け、無関心な態度をとると、教師は怒って攻撃的になります。世話をする人は、障碍を持つ子供や患者に対する自分たちの怒りと虐待を、しばしば正当化してしまいます。

プレンゲル：私たちは反射的反応を克服することができますか？

ポージェス：こうした反応を克服しようと試みることはできます。しかし、これは非常に大変です。私が主宰しているワークショップで、この問題を理解するための簡単な実験をしたことがあります。私はこの実験を「やる気のないセラピスト」と呼んでいます。

この実験では、ワークショップの参加者を三人組に分け、それぞれが、セラピスト、クライアントおよび観察者という三つの役割を順番に演じます。この実験では、クライアントが話している間、セラピストは目をそらし、背を向けるよう指導されます。大変興味深いことに、クライアント役の人は、たいていセラピストに対してひどく怒ります。クライアントは、セラピストはロールプレイをしているだけで、背を向け無関心を装うように指導されていると知っていても、やはり怒り出します。

この実験では、観察者は二人のやり取りには関わらず、行動によって発される合図によって、行動および状態の大きな変化が引き起こされるのを客観的に観察する役割を担っています。参加者は、この三つの役割を順番に受け持つのですが、たいてい同じ反応が起きます。相手が無関心なのか、それとも関心を向けているのかによって、私たちの身体が簡単に生理学的状態を変化させることを目の当たりにすると、非常に驚かされます。

プレンゲル：なるほど、それは相当強力な実験ですね。たとえ、ロールプレイだと知っていても、社会的交流が阻害されると激しく反応し、私たちはその影響からなかなか脱することができないのですね。

ポージェス：非常に興味深いことです。臨床家は、社会的交流能力が異なるカップルの治療を行うことがあります。例えば、カップルのうち一人はトラウマの履歴があり、それが状態調整の問題に現れていて、ケンカの最中だけでなく、もっと楽しい社会的交流の間でさえ、パートナーから目をそらし、背を向けてしまうとします。そうすると、相手の反応はどうなるでしょうか？　こういう場合、たいていパートナーは単純に怒り出してしまいます。

プレンゲル：このように、社会的交流の際に何が起きているのかという作用機序を理解し、相手が自分に悪意を持っていると解釈しないようにするのはとても大切ですね。そして、相手を責めるのを止め、何重にも動機を曲解することを止めれば、人とうまく交流できない人にとって立ちはだかっていた壁を取り払うことができますね。

ポージェス：まったく同感です。私たちは、どんな行動にも動機があると考え、その行動について良いか悪いかを評価する世界に住んでいるようです。行動が良いか悪いか評価し、生理学的および行動学的状態を調整している適応機能については理解しようとしない、この社会の傾向性を、私は「エセ道徳のベニヤ板」と呼んでいます。

臨床家に講演をしたとき、もし上司や責任者が自分のことをきちんと見てくれなかったら、どう思うかと聞いてみました。もし、自分が大切にされていないと感じたら、どのような内臓感覚が出てくるか、体験してもらいたかったのです。私は、「上司は自分を嫌っている」とか、「自分は上司の注意を引きつけておくほど重要な存在ではない」などといった解釈が出てくるのではないかと期待していました。しかし聴衆の多くは無表情で、私が何を言っているのかさっぱりわからないようでした。そこで私は気づきました。ほとんどの臨床家たちは、個人事業主で上司を持っていなかったのです。かつて上司の無関心な態度によって、自分が評価されていると感じ、それを居心地悪く感じたため組織に属するのをやめてしまったのでしょう。一方私は、研究畑を歩いてきました。その社会的環境では、上司も同僚も、その多くが、どちらかと言えば乏しい社会的スキルしか持ち合わせていませんでした。

ここで私が言いたいのは、私たちが社会的スキルだとレッテルを貼っている行動のほとんどは、習得するものではないということです。むしろ、こうした行動のほとんどは、社会で学ぶ「スキル」というよりは、むしろ新しく現れた生物学的特性であるようです。

きちんと目と目を見合わせ、他者に関心を持ち、表情豊かな人たちがいます。こういう人たちは、相互的な社会的交流を行っています。彼らは相互交流を保つために、文字通り、明らかな、ときには微妙な合図をお互いに投げかけています。これらの合図は、相手を安心させる可能性があります。合図が効果的な場合、相手は顔の表情と発声によって合図を返してきます。顔はよりいきいきし、より表情豊かに見え、声の抑揚は、より韻律に富んだものになります。心理的距離が縮まり、それにつれて二人の物理的距離も縮まっていきます。臨床業務の中でも、このような体験をされているはずです。

プレンゲル：ええ、臨床業務の最中にこういうことが起きてきます。私たちはこうした特徴には特に注意を払っているので、はっきりと気づきます。そして私たちは、当然人間らしくそれに反応します。私たちも他の人と同様、この点には難しさを感じています。

ポージェス：私自身、父親として、また学生たちの指導教官として、こうした資質について個人的に試されています。子供たちや学生たちが合図を出し始めたら、どう反応しますか？　私は、彼らの生理学的状態について一歩引いて考えることを学びました。彼らが食事をしていなかったら？　十分睡眠をとっていなかったら？　家庭内で大きな問題を抱えていたら？　様々な出来事や文脈の中で、安全と社会的交流を支持する神経回路を採用する彼らの能力が抑制されていたら、良い交流を持つことはとても困難になります。こういう状況では、お互いに関わったり、表現したり、理解する能力が限定されてしまうのです。これは、実は私たちの文化全体の問題でもあります。社会交流システムを支持する神経回路へのアクセスを阻害する傾向があるのです。私たちの文化は、人々の安全を促進するようにはできていません。私たちの文化では、どんなに働いても十分ではない、どんなに成功しても十分ではない、どんなに貯金しても十分ではない、そして、すべていつ消え去ってもおかしくないということが明示されています。「私たちは危険な時期に危険な場所に生きているのだ」、と社会が私たちに明確に告げているのです。私たちが安全を必要とすることをもっと尊重していたら、人類はどうなっていただろうと、つねに疑問を感じています。

プレンゲル：ということは、知的な、あるいは感情的な変化を起こし、安全に注意をするということではなく、違う神経系を発動させ、自発的に社会交流システムへと移動するということですね。

ポージェス：おっしゃるとおりです。しかし、社会交流システムを発動させたり、抑止するのは、意図的であるとは限らないので少し内容を修正させてください。この変化は、もっと反射的で、物理的な環境や、社会的交流の合図によって突き動かされています。

もし私たちが賢明で、科学がさらに進歩していったら、どのような環境的な要因によって、神経系が闘争／逃走を引き起こすのか、あるいは、安全な状態に移行し、社会交流システムを賦活するのか、また、行動上のシャットダウン、恐怖による不動化や解離状態を引き起こすのか、もっと詳しく理解することができるようになるでしょう。暗騒音は、しばしば、可動化の生理学的状態を誘発し、社会的交流および安心感を持つことを妨害します。臨床現場によっては、建物の換気設備や機械による低周波音など、騒音がある建物内にあることもあるでしょう。こうした騒音によって、クライアントの治癒が阻害される恐れがあります。

プレンゲル：つまり、もしあなたがニューヨーク市にいたら、ということですね。

ポージェス：はい。この電話の呼び出し音は、高架線を走る列車の音が鳴るように設定されています。シカゴでは、「L」と呼んでいます。この列車の音は、私たちの神経系に対して、警戒し危険に備えるよう物理的な合図を与えています。私たちの環境中に、神経系に防衛を促す合図がどれほど溢れているか、私たちはたいてい気づいていません。「神経生物学的に配慮された」環境にいられれば、私たちは警戒したり防衛したりする必要なしに、生活し、働き、あそぶことができます。こうした音の刺激を取り除くことによって、神経系が捕食者や危険に対して警戒する必要が減少します。こうした形の刺激が取り除かれた状態であれば、もっと容易に機能的にリラックスし、人々に関心を向け、社会的交流によって得られるあらゆる良いものを享受することができるのです。

さらに大切なのは、過度の警戒を誘発する合図がなくなったときに、私たちがどのように行動し、感じるか、ということです。安全な環境は誰にとっても大切であり、特にセラピストにとっては重要です。私は、マインドフルネス瞑想についても考えましたが、マインドフルネス瞑想もまた、安全な環境で行われる必要があることに気がつきました。呼吸と意識は、一体どれだけ雑音に影響を受けているでしょうか。私たちは容易に集中を欠き、過度の警戒に陥ります。あなたが質問してくれたおかげで、この点についても認識を新たにすることができました。

また、交感神経系の活性化に関連する防御システムの起用は、マインドフルネスとは両立しないということにも気づきました。マインドフルネスは中立であることを必要とすることを思い出してください。何事も評価しない中立の状態は、生存のために良い評価を得なくてはいけないという防衛状態とは両立しません。この概念をポリヴェーガル理論に基づいて検討してみましょう。評価されるというのは、実は、「自分たちは危険な環境にいるので、しっかりと警戒モードに入り、戦うか逃げるかの行動に備え、社会交流行動を犠牲にする必要がある」ということなのです。

子供に勉強しなさい、パソコンに向かいなさいと注意することは、長時間集中状態にいることを求めています。これは、実は若干緩和されているとはいえ、警戒状態を喚起するように促しているのです。そしてこの状態は、「健康」、「成長」および「回復」を支持しておらず、人と人との関わりを円滑にする社会交流システムをもたらす状態でもありません。

この知識をもとに、私たちが「安全である」と感じ、防衛を解除する条件とはどのようなものかを理解することができます。これによって、未来の臨床治療は輝かしいものとなるでしょう。防衛システムを解除できる環境とはどのようなものかを、もっと理解したら、臨床業務と臨床治療はさらに効果的になるでしょう。私たちが住む環境から、防御を惹起する要因を取り除き、逆に「安全である」という感覚を誘引する要素に置き換えたら、人生はもっと健全で質の高いものになるでしょう。こうした否定的な要因のいくつかは、職場や住環境から比較的簡単に取り除くことができます。まず、環境中の低周波音を取り除き、環境をなるべく予測可能なものとし、一緒にいて心地よい人たちのそばにいるとよいでしょう。

プレンゲル：つまり、症状を治療しようとするのではなく、根本的原因を扱うということですね。

ポージェス：哺乳類には、違う時期に発生し、それぞれ異なる、非常に重要な適応機能を持つ三つの神経回路があります。これらの神経生理学的システムが発達するにつれて、それぞれが異なる適応機能を備えた行動を起こす神経系の基盤が形成されました。

行動に「良い」とか「悪い」とか、レッテル貼りをするのは好きではありません。むしろ、行動とは、適応して生き残ろうとする生命体の試みから生まれた、それぞれの神経系の基盤の上に坐っていると思っています。

ポリヴェーガル理論では、行動はそれぞれ適応的であると考えていますが、こうした適応行動の中には、適切な社会的行動や社会的交流を難しくするものもあります。ですから、セラピーの目的は、クライアントが自分の内臓状態を調整できるようになり、他者と交流でき、それを楽しめるようになることだと言えます。社会的行動をとるには、自律神経系を調整することができるもっとも新しい神経回路を発動することが必要です。この神経回路は哺乳類固有であり、「安全である」と感じているときにだけ稼働します。このもっとも新しい神経回路は、社会的交流を支持するだけでなく、社会的交流が「健康」、「成長」および「回復」を育み、危険への反応を穏やかにし、防衛のために発達した神経回路を抑制します。

プレンゲル：では、従来の病理学的な視点からではなく、ある意味、悪い知覚（perception）に対する良い反応、別の言い方をすれば、私たちがどのように機能するかを調整するやり方についてお話しになっているのですね。

ポージェス：そうです。しかし「知覚（perception）」ということばは使わないようにしています。なぜなら、そのことばには「気づき」や「認知」といった意味合いが含まれているからです。私たちは環境中の様々な要素に対し、生理学的な状態を変化させることによって反応していますが、これはすべて意識していない間に起きています。私はこれを、ニューロセプションと呼んでいます。この一連の反応は神経の基盤の上で起きているということを強調したいからです。

私たちの身体は、まるでウソ発見器のように機能しています。身体は他者や場所に対して絶えず反応しています。身体の反応を読み解く方法を、私たちはさらに身につける必要があります。心地よくないと感じているとしたら、身体が心地よくないと感じる理由があります。私たちは、そういうときには適応し調整する必要があるのです。

プレンゲル：ここで、敢えて異論を唱えさせてください。情報を読み取る感覚というのも、やはり認知的プロセスではないかと思うのですが。

ポージェス：まったくそのとおりです。まるで禅問答ですね。

プレンゲル：イメージなしで理解するのは難しいです。

ポージェス：この難問をうまく処理するには、こう考えることにしましょう。

私たちは、もっと身体反応に注意を払うことが必要です。身体が教えてくれていることを、一様に拒否する方法ばかり習得しても意味がありません。身体反応を尊重すると、「気づき」と自発的行動によって、もっと心地よく感じる場所へと自分を導くことができるようになります。この新しい境地に至ることによって、身体感覚を尊重しつつ、認知機能を通して自分の身体をよく管理し、その間に絶妙なバランスをとることができるようになります。

プレンゲル：お話を聞いていると、ぎこちない動きとは反対の、なめらかな動きのイメージが沸き起こります。

ポージェス：私たちが若い頃は、バーや人混みなどのうるさい場所でも、問題なく過ごしていました。しかし、年をとるにつれて、ガヤガヤとうるさい場所で、人の声を聞き取るのが難しくなります。ある意味、神経系は機能的に職務を怠り始めるのです。つまり、こうした不快な環境からは逃げ出したくなります。多くの人が同じような経験をしていることでしょう。しかし、こうした経験をしている人の多くは、不快な身体反応に注意を払わず、気づいたときには、もはや行動を制御できなくなっています。

プレンゲル：ということは、ある意味、現代の病いの多くは、こうした身体からの信号を無視する力が大きすぎることに起因しているとも言えますね。

ポージェス：信号を受け取ってはいますが、それに注意を払っていないのです。身体反応を拒否する戦略は、私たちの文化と大いに関係があります。私が導入部でお話ししたデカルトに関する言葉を思い出してください。デカルトは身体感覚を認知機能に服従させることを強調しました。私たちの宗教観〔キリスト教〕と、このデカルト哲学が相まって、身体感覚の重要性を片隅に追いやってしまったのです。身体感覚は動物的なものとされる一方で、認知は霊性に密接に関連していると考えられてきました。

プレンゲル：つまり、私たちはボトムアップモデルによって、「我々は何者なのか」を捉えようとしているのですね。

ポージェス：そうですね。むしろこれは、ボトムアップモデルとトップダウンモデルの両方なのです。心と身体、脳と内臓の双方向性をつねに意識することが大切です。脳は内臓を調整していて、内臓はつねに脳に情報を送っています。姿勢を変えるといった、簡単な動きによってでさえ、脳が受け取る信号が変化します。前かがみになったり、後ろに寄りかかったりするとき、それぞれ血圧が変化し、その変化に関する情報が、脳の特定の領域とやり取りする圧受容器に送り込まれます。

後ろに寄りかかると、よりリラックスして、周囲にもあまり注意を払わなくなります。背筋を伸ばした姿勢になると、血圧が変化し、意識がはっきりし、集中が促されます。そのため、このような単純な動きでも、血圧受容体を刺激し、私たちが世の中とどのように交流するかに、機能的変化を与えることができます。

私の家の地下室には、寄りかかると腰のあたりの負担を全部取り除いてくれる椅子があります。この椅子に座っているときには、もう動きたくなくなります。完全にリラックスして、仕事のことも考えたくなくなります。ただそこにいたいのです。しかし、自分の書斎に上がり、机に向かうと、背筋が伸びます。すると、私のやる気と態度が変化します。机に向かっていると、仕事がおもしろく、楽しいと感じます。つまり、姿勢を変えただけで、仕事に関するまったく異なる反応が生まれます。まるで二つの異なる人格がいるようです。一つの人格は、不活発で、もう一つの人格はやる気があり情熱もあります。わずかな姿勢の変化といった単純なことでさえ、それが神経生理学的な回路を刺激し、私たちが世の中にどのように反応し、どのように思考をまとめ、どのように気持ちを奮い立たせるか、に影響を与えます。

プレンゲル：興味深いのは、わずかに姿勢を変えただけだ、という点です。姿勢を変えると私と環境という二者間の関係にも変化が起こり得るということですね。

ポージェス：そのとおりです。重要な点に近づいています。リラックスしているときは、内臓の平滑筋を調整しているだけの状態です。一方、体幹および四肢の横紋筋の緊張を促すことで、より目覚めた状態が引き起こされます。姿勢よく座るためには筋緊張が必要だからです。この作業を遂行するためには、寄りかかって横紋筋がリラックスしているときとは違う神経回路を採用する必要があります。

後ろに寄りかかった姿勢では、私たちは、言うなれば平滑筋でできた生命体になり、なるべく代謝を抑えて資源を節約しようとします。しかし、背筋を伸ばした姿勢では、骨格筋は筋緊張を維持する必要に迫られます。そうすると私たちは人と関わり、相互交流する生命体になるのです。

プレンゲル：では、哲学的な意味では、博士は「自己」をプロセスとして捉えていらっしゃるのですね。ある状況下では、プロセスは平滑筋の維持に向かい、リラックスした状態に入る、ということですね。

ポージェス：リラックスして不動の状態にあるときには、「健康」、「成長」および「回復」を支持する特定の生理学的プロセスが起こります。これは非常に重要で有益な状態ですが、社会的交流や発展的な思考は支持していません。

プレンゲル：それは、環境の動的な変化に反応し、適応できるように適切な神経回路を採用するということですね。

ポージェス：異なる行動の領域に対応する、異なる神経系の基盤があるということが理解できたら、それらの行動、そして行動が制限されている現象についても、それがどの神経系の基盤から起きてきているのかを理解することができるようになります。

私が背もたれが後ろに倒れる椅子の上で仰向けになっていて、社会的行動がとれなくても、それは不適応ではありません。しかし、夕方になって友人たちが訪ねてきている最中に、そのような状態では不適応だと見なされるでしょう。つまり、状況によって、何がその場にふさわしく適応的なのかが定義されるのです。しかし、行動は神経系の基盤から現れる創発的なもので、さらにこうした行動が適応的であるか否かは、あくまでも状況によって判断されます。

こうした観点からすると行動異常に対しても、その理解が変わってきます。行動病理学的に不適応であると解釈されたある行動は、ある環境においては適応的だったかもしれないのです。それが、別の文脈においては、不適応であり病的であると解釈されるのです。例えば、トラウマ・サヴァイヴァーたちは、解離していたり、シャットダウンしていたりします。こうした反応は、トラウマ的な出来事の最中には適応的でした。しかし、社会的な文脈では、不適応であると見なされます。

プレンゲル：では、博士は異常行動の定義を、行動が現在の状況に適応しているか否か、という観点で捉えているのですね。

ポージェス：まったくそのとおりです。この視点を採用すれば、行動には良いも悪いもないということになります。ただ、ある行動は、特定の状況にそぐわないというだけです。ある人は、ある状況において適応的な行動を支持する神経系の基盤にアクセスすることを可能にする生理学的状態に至ることに困難を抱えています。そういう人たちに対して貼られた「エセ道徳のベニヤ板」を剥がすことができるのです。

プレンゲル：これは本当に大切なことです。道徳という名のもとに裁きを受けると、私たちは危険にさらされていると感じます。こうした「エセ道徳」から解き放ち、汚名をそそぐことはとても重要で、これは力に満ちた体験をもたらします。

ポージェス：あなたは今、まさにポリヴェーガル理論の核心に迫っています。本理論は、私たちが安全を求めているという非常に単純な構成概念に行き着こうとしています。もし、私たちが安全でなかったら、長期にわたり安全か危険かを評価し、防衛する状態にいることになります。しかし、もし私たちが社会的交流を支持する神経回路にアクセスできれば、自発的に社会的交流を引き起こすように神経系の基盤を調整することが可能になります。ポリヴェーガル理論の観点からすると、セラピーの目的はこの一点に集約されてくるでしょう。

プレンゲル：そして、そこにはある一定の流れがあり、私たちにはその流れを変えたり、新たなものを学習したりする能力があるので、そこに働きかけるということですね。

ポージェス：今、もう一つの重要な点について指摘してくれましたね。つまり、私たちは状態を調整する三つの神経回路を持っていて、「安全である」と感じられれば、哺乳類だけが持つもっとも新しい社会交流システムによって、残りの二つの防衛のための回路を改変できるのです。ですから、社会交流システムを起動することができれば、闘争／逃走に陥ることなく、自由に可動化することができます。つまり、逃げたり戦ったりするのではなく、可動化して「あそぶ」ことができるのです。闘争／逃走もあそびも、共に可動化を必要としますが、あそびでは、顔と顔を見合わせることによって社会的な確認作業を行うので、防衛は解除されます。

あそびでは、「可動化してはいるが、相手を危険にさらしたり、傷つける意図はない」という信号を、社会交流システムを用いて発しています。イヌがあそんでいるのを見るとよくわかります。一匹のイヌが、もう一匹のイヌを追いかけ、相手に追いつくと軽く甘噛みします。そして、顔と顔を見合わせ、役割を交代します。スポーツをしている人々を観察すると、誰かにぶつかったときは、目と目を見合わせ、社会的なコミュニケーションをとって、攻撃的な動きにエスカレートするのを抑止します。しかし、もし偶然に誰かを打ってしまい、しかるべき社会的交流を行わないままにその場を立ち去ったりすると、ケンカになる恐れがあります。

同様に、不動化の神経回路も社会交流システムによって再編繰り入れされます。私たちは、まず、愛情を示しあうために顔と顔を見合わせることから始まり、恐怖のない不動状態に至ります。私たちは次第に、他者の腕の中で不動状態を体験することができるようになります。私は、恐怖のない不動状態の重要性について主張し続けています。なぜなら哺乳類にとって不動状態は死を招く可能性があるからです。そのため、哺乳類は、他者と一緒にいて安全を感じられなければ、絶えず動いています。

プレンゲル：良い不動化のことについてお話しになっているのですね？

ポージェス：そうです。恐怖のない不動化である「良い」不動化反応は、「恐怖のある不動化」に関与する神経経路の再編繰り入れを必要とします。これには、社会交流システムとオキシトシンのような神経ペプチドが関与しています。オキシトシンは、系統発生上、もっとも古い無髄の迷走神経の調整をしている脳幹の迷走神経背側運動核に受容体を持っています。恐怖のない不動化の働きによって、女性は失神したり死んだりすることなく、出産することができます。同様に「良い」不動化によって、人々は問題を感じることなく、お互いに寄り添ったり、抱きしめあったりします。また、女性が可動化することなく授乳できるのもこのおかげです。系統発生学的に古い構造は、はじめは防衛反応のために進化しましたが、これが哺乳類においては、あそび、生殖、および親密性のために再編繰り入れされています。

プレンゲル：では、セラピーの目的というのは、このように様々な場面に適応するための能力を高めていくということなのですね。

ポージェス：そうです。セラピーの目的は、クライアントが、必要に応じて防衛を適正に抑制できる神経回路にアクセスし、系統発生学的に古い神経回路を、幸福をもたらすような目的のために活用できるようになり、生きていく上で柔軟性を持つことができるようになることであると言えるでしょう。

プレンゲル：ポージェス博士、どうもありがとうございました。

第2章から第7章のインタビューはすべて、ステファン・W・ポージェスによって、本書執筆にあたり編集されている。元のインタビューが行われた時期・クレジットは左記のとおり。

第2章——二〇一一年四月。©Stephen W. Porges & NICABM（National Institute for the Clinical Application of Behavioral Medicine, Storrs, CT). Website: www.nicabm.com

第3章——二〇一二年四月。©Stephen W. Porges & NICABM. Website: www.nicabm.com

第4章——二〇一三年三月。©Stephen W. Porges & NICABM. Website: www.nicabm.com

第5章——二〇一四年三月。©Stephen W. Porges & NICABM. Website: www.nicabm.com

第6章——二〇一〇年冬。GAINSインタビューとして出版された。©Global Association for Interpersonal Neurobiology Studies, 2010. Website: www.mindgains.org

第7章——元の資料は二〇一一年にSomatic Perspectives series（www.SomaticPerspectives.com）の一部として作成された。©2011 by www.SomaticPerspectives.com.

「ポリヴェーガル理論」は、一九九四年一〇月八日の私の研究からヒントを得てつくられた（Porges, 1995)。その日私はアトランタで行われた心理生理学会で、学会長としてあいさつを述べた。そこで語ったモデルとそれに関連する理論が、ポリヴェーガル理論のもととなった。

そのときは、この理論が臨床家の注意を引くとは思っていなかった。私はこのモデルを、この学会で実験可能な仮説として発表したつもりでいた。私が予測していたとおり、このモデルはまず複数の分野において、査読付き論文数千件に引用された。つまり初めは予想通り、科学界で注目されたのである。

しかしポリヴェーガル理論がもたらしたもっとも大きな貢献は、この理論が、トラウマを体験した人が抱えていた状態について、神経生理学的な説明を行ったことであった。トラウマを抱えた人々に対し、ポリヴェーガル理論は、生命の危機に及んで、なぜ彼らの身体はかくのごとく反応し、その結果、レジリエンス、柔軟性、回復力を失い、「安全である」と感じられる状態に戻れなくなったのかを説明したのである。

私が提唱したいくつかの概念を、一貫性のある理論に落とし込むために、大変重要な役割を果たしてくれた人たちがいる。まず、妻のスー・カーターをあげたい。四〇年にわたり、ポリヴェーガル理論として大成されつつあった概念について、傾聴し、目撃し、分かち合ってくれた。スーはオキシトシンが社会的つながりに果たす役割について画期的な発見をした。また、スーは神経生理学と社会的行動についても関心を持っており、それが助けとなって、私は「健康」だけではなく、「社会的行動」に関して自律神経系が持つ働きについて、研究することができた。スーの絶え間ない支援、愛、そして知的好奇心がなかったら、ポリヴェーガル理論は世に出ることはなかっただろう。私はスーの貢献にことさらに感謝したい。

私の同僚には、トラウマとその治療について研究しているものが多くいる。しかし私は、理論上ではトラウマを研究対象に含めていなかった。トラウマ学者たちがポリヴェーガル理論に興味を持ってくれなかったら、ポリヴェーガル理論がトラウマ治療に役立つこともなかったであろう。特に大きな貢献をしてくれたトラウマ学者は、ピーター・ラヴィーン、ベッセル・ヴァン・デア・コーク、そしてパット・オグデンである。彼らが、私の理論構築に多くの貢献をしてくれた。それだけでなく、トラウマの苦しみを理解し、回復を助ける方法を探る彼らの旅路に同伴することを許してくれたことに、心から感謝する。クライアントを助け、さらに学び続けたいと願う彼らの情熱と、トラウマの原理を理解し、回復を助けたいという彼らの強い好奇心のおかげで、ポリヴェーガル理論は、治療的モデルにまで発展していった。

ピーター、ベッセル、パットとの付き合いのおかげで、私はトラウマに関する会合やワークショップに数多く出席することとなった。この体験のおかげで、私は多くの人がトラウマの深刻な悪影響を被っていることを知った。さらに、トラウマのサヴァイヴァーの多くが、彼らの身体がどのようにトラウマに反応しているのか理解しておらず、自らの生理学的状態や行動を、自己調整したり、人とともに協働調整したりする能力を回復しないままに生きているということも知ることとなった。また、彼らの多くは、この体験について語ったときに、なぜ逃げたり戦ったりしなかったのかと非難され、そのために再びトラウマを被っている。あるいは、身体的な不具合がないにもかかわらず、心理的に回復しないことについて責められているのである。

本書の執筆については、テオ・キエルドルフに感謝する。「臨床家のインタビューに答えて、その内容を本にすればいい」というのは、テオの発案である。テオは、本書のドイツ語版★の翻訳者でもあり、内容を取捨選択し、編集してくれた。私の言葉や文章を、テーマごとに整理してくれたテオの洞察力に感謝したい。テオと私はドイツでポリヴェーガル理論★★を広めるために共に行動した。テオはまた、専門的な論文を書くことと、わかりやすく書くことの違いを教えてくれた。私は科学者として、論文を書いてきた。テオと関わることで、私は専門的な文章を、よりわかりやすく書くことができるようになった。本書執筆にあたって、テオがポリヴェーガル理論をより多くの人にわかりやすい形にまとめてくれたことに、心から感謝する。

また、ノートン社の編集者、デボラ・マルムッド氏に感謝する。デボラは私の文章を、ポリヴェーガル理論を伝えるための、わかりやすい乗り物に変換するため、辛抱強く私につき合ってくれた。

★ Porges, S. W.（2017）*Die Polyvagal-Theorie und die Suche nach Sicherheit: Traumabehandlung, soziales Engagement und Bindung.* Lichenau, Germany: G. P. Probst Verlag.

★★ Porges, S. W.（2010）*Die Polyvagal-Theorie: Neurophysiologische Grundlagen der Therapie.* Paderborn, Germany: Junfermann Verlag.

訳者あとがき

私が「ポリヴェーガル理論」について知ったのは、ＳＥ™ソマティック・エクスペリエンシングトラウマ療法のトレーニングにおいてであった。耳慣れない用語がたくさん出てきて、はじめは理解するのが難しかったが、次第に、これは大変な叡智であると思うようになった。まずは、自分自身が体験してきた様々なトラウマ反応、ＰＴＳＤの症状などについて、初めて説明がついた。「私はなぜ苦しいのだろう？」という問いに、ついに答えが出たのだ。その上に、それは回復可能であり、その方法もあるという。また、自分自身をうまく制御できないことに恥や罪業感があったが、それは意図的にコントロールできるものではなく、生理学的な反射であるという。この知識を得たことは、私の魂の黎明であった。

ポージェス博士は、「セラピーの目的とは、クライアントが愛する人とともにいて、親密さや幸福を感じることができるようになること」だと論じている。幸い日本は、経済的にも繁栄し、ほとんどの国民は教育の機会も与えられ、疾病もコントロールされ、比較的安全な社会である。しかし、私のもとには、「人と親しくなれない」という悩みを抱えた若い人たちが大勢訪れる。あるいは、もっといきいきと活動したいのに、不安があるとか、身体が動かないという悩みを聞く。子供たちは、ふんだんに物が与えられ、SNSには若者たちの華やかな映像が溢れている。一方で、人と切り離され、自責の念に駆られ、孤独に苦しむ人もまた多いのである。社会全体がポリヴェーガル理論を理解し、社会交流システムを軸とする子育て、教育、福祉、医療、そしてビジネスが実践されたら、私たちは天与の健全さを取り戻し、真の幸福を追求することができると考える。ようやく人類を真の繁栄に導くロードマップが手に入ったのである。

本書の翻訳にあたっては、日本語として自然で、読みやすいことを意識し、言葉だけを訳すのではなく、ポージェス博士の言わんとすることを日本語に的確に移し替えることを念頭に、翻訳を進めた。私にとっては楽しい作業だった。しかし、拙訳についてのご指摘、ご指導があれば、ぜひ今後に反映させていきたいと考えている。翻訳の追い込みは、亡父の実家である秋田県鹿角市十和田大湯の古民家で行った。クマも出没する山間の家だが、その縁側で、池の鯉を見ながら作業すると、いつもよい結果が出る。子供の頃からの勉強しかり、また昨年翻訳させていただいたピーター・ラヴィーン著『トラウマと記憶』(春秋社)も好評で重版となった。本書も、一人でも多くの方の手に渡ることを心から祈念する。

本書の出版にあたっては、まずポージェス博士に感謝する。大学院で研究を始めた私が、RSA(呼吸性洞性不整脈)の計測を行うにあたり、博士のシステムの使用を許可していただき、ご指導いただけたこと、そのご縁で、翻訳者としてご指名いただけたことを心から感謝する。また、ポージェス博士の共同研究者のヘイルマン博士にも感謝する。ＲＳＡ計測に当たり、博士が開発したソフトウェアの使用方法について、根気よく指導をしていただいた。さらに、ＳＥ™上級コンサルタントのツイッグ・フィーラー氏に感謝する。氏が、一見難解なポリヴェーガル理論の魅力を私に教えてくれたと言っても過言ではない。パフォーマーでもある氏が、身振り手振りで教えてくれた原理が、私の血となり肉となった。

本書訳出にあたっては、ポリヴェーガル理論を熟知されている心身社会研究所代表の津田真人氏とお会いし、重要なキーワードの統一などを行った。津田氏はこのたび、星和書店より『からだ・こころ・社会――「ポリヴェーガル理論」を読む』を出版される予定とのことである。ポリヴェーガル理論が日本で書籍として初めて正式に紹介されるにあたり、社会交流システムを活かし、協力しあえたことは大変な喜びであり、ポリヴェーガル理論の日本での船出にふさわしいと考える。津田氏は、長年にわたり熟考し、考案されたすばらしい訳語の数々を、惜しむことなく共有してくださった。感謝の念に堪えない。また、身体心理学の立場からは、桜美林大学教授山口創氏よりご指導をいただいた。さらに、精神医学の視点から、精神科医の三宅まさ氏より、また、ボディ・ワークの視点から、バイオダイナミクス・クラニオ・セイクラル・セラピスト（ＢＣＳＴ）の山田岳氏より、ご指導をいただいた。そういう意味では、本書は様々な分野のエキスパートの皆様の叡智の結晶であると言える。各氏のご協力に心から感謝したい。

また、下訳を引き受けてくださった、翻訳家の松本くら氏、ビジネス・医学翻訳家の土屋香織氏に感謝する。両氏の迅速で的確な下訳のおかげで、私は読みやすく日本語らしい表現への工夫に十分な時間を割くことができた。

ポージェス博士の書籍が日本語として翻訳されるのは、本書が本邦初となる。まだ日本では知られていないポリヴェーガル理論の、潜在的な価値をいち早く理解し、翻訳に踏み切ってくださった春秋社、そして編集者の手島朋子氏に心から感謝する。ポリヴェーガル理論は、人類の幸福追求の基盤として必要不可欠であるという私の必死の訴えを、退けることなく受け入れていただき、感謝の念に堪えない。

また、私につねに学びの場を与え、共に研鑽を積んでくれるＳＥ™仲間、トレーナーに感謝する。最後に、いつも何かに夢中になって、なかなか時間のとれない私のところに来てくれるクライアントさんたち、そして温かく見守り応援してくれる家族に感謝したい。

二〇一八年九月

花丘ちぐさ

THE POCKET GUIDE TO THE POLYVAGAL THEORY :
The Transformative Power of Feeling Safe
by Stephen W. Porges

ポリヴェーガル理論入門

心身に変革をおこす「安全」と「絆」

2018 年 11 月 10 日　第 1 刷発行

著者――――ステファン・W・ポージェス
訳者――――花丘ちぐさ
発行者―――澤畑吉和
発行所―――株式会社 **春秋社**
〒 101-0021 東京都千代田区外神田 2-18-6
電話 03-3255-9611
振替 00180-6-24861
http://www.shunjusha.co.jp/
印刷所―――株式会社 太平印刷社
製本所―――根本製本 株式会社
装丁――――伊藤滋章

ISBN978-4-393-36554-0　C0011
定価はカバー等に表示してあります

■著者紹介
ステファン・W・ポージェス（Stephen W. Porges, PhD.）
イリノイ大学名誉教授、メリーランド大学名誉教授、ノースカロライナ大学精神医学教授を歴任。インディアナ大学付属キンゼー研究所トラウマ研究センター所長。インディアナ大学名誉研究者（Distinguished University Scientist）。心理生理学学会会長、行動脳科学学会連盟会長を務め、国立精神衛生科学研究開発賞受賞。麻酔学、生物医学工学、救命救急医学、人間工学、運動生理学、老年学、神経学、神経科学、産科学、小児医学、精神医学、心理学、心理測定学、宇宙医学、薬物乱用などの分野で、250本以上の論文が査読を経て発表されている。1994年、哺乳類の神経系の進化と社会的な行動とを結びつけるポリヴェーガル理論を提唱。行動の問題や精神医学的障碍の発現において、生理学的状態が与える影響の重要性を強調。この理論により、いくつかの行動、精神医学、身体的疾患に共通する症状の理解が進み、革新的な治療法が生み出されている。

■訳者紹介
花丘ちぐさ（Chigusa Theresa Hanaoka）
ソマティック・エクスペリエンシング・プラクティショナー、SEP
早稲田大学教育学部国語国文学科卒業、米国ミシガン州立大学大学院人類学専攻修士課程修了、桜美林大学大学院心理学研究科健康心理学専攻修士課程修了。社団法人日本健康心理学会公認専門健康心理士。A級同時通訳者。
「国際メンタルフィットネス研究所」代表　http://i-mental-fitness.co.jp/

用語解説

愛着

「愛着」とは母と子の間におけるように、非常に緊密で強い感情的な絆があるときの心理的な構成を意味する。「ポリヴェーガル理論」では、社会交流システム（→「社会交流システム」の項参照）によって「安全である」と感じられることによって、愛着が形成されると考える。穏やかな声の調子（韻律・プロソディ）、優しい顔の表情、そして歓迎的な仕草がニューロセプション（→「ニューロセプション」）を通して感知され、自動的に社会交流システムが活性化し、相手は「安全であり信頼できる」と判断される。

参照：54-55, 88, 114-115, 184, 238

あそび

ポリヴェーガル理論では、相互交流的な「あそび」は、心身の健康が維持されるような神経作用機序を推進する特定の生理学的状態をもたらすために、協働調整を行う「神経エクササイズ」であると考える。神経エクササイズとしての相互交流的なあそびは、人と人との同調した互恵的行動を伴い、それによってお互いの社会交流システムを意識しあうことを促す。社会交流システムを用いることで、行動を伴う交感神経の活性化が神経系をハイジャックし、楽しい動きが攻撃的な行動に変化することを防いでいる。

参照：63-66, 121, 152-154, 234, 253-255

安全

ポリヴェーガル理論では、「安全」と「信頼」に関して神経生理学的なモデルを提唱している。このモデルでは、安全とは、「安全だと感じること」であり「脅威を取り除くこと」ではないとしている。安全だと感じることは三つの条件に依存している。（1）自律神経系が防衛を支持するような状態にないこと、（2）社会交流システムが適度に活性化して、交感神経系を抑制し、交感神経系と背側迷走神経回路を機能的に最適な領域に囲い込み、「健康」、「成長」、「回復」を支持する恒常性が保たれていること、（3）ニューロセプションによって、韻律に満ちた声、優しい表情や仕草など、「安全である」という合図を検知すること。日常生活の中で感

じられる「安全である」という合図は、ニューロセプションのプロセスを通して社会交流システムを刺激する。それにより自律神経の状態が恒常性の範囲にとどまり、防衛反応に移行しないですむ。この自律神経の状態が一定の幅に収まっていることは、「耐性の窓」（許容領域）と呼ばれており、「神経エクササイズ」をもりこんだ療法によって、この「耐性の窓」を広げることができる（Ogden, et al. 2006; Seagel, 1999）。
参照：全章

安全（治療的状況における）

ポリヴェーガル理論では、医学、心理学、心理教育を含む治療的関係において効果をもたらすには、「安全である」と感じることが非常に重要であると考える。本理論では生理学的状態や自律神経の状態は治療の効果に影響を与える変数であると捉えている。具体的には、本理論では治療が必要かつ十分な効果を発揮するためには、神経系が防衛の状態に入っていないことが必要であると考える。腹側迷走神経経路を通して社会交流システムを活性化し、自律神経系を、「健康」、「成長」、「回復」を支持する状態に導くことが必要である（→「腹側迷走神経複合体」）。このように「安全な状態」を保つと、自律神経系は、容易には防衛体制には入らない。この「安全である」ことが効果的な治療をもたらす必要条件であるという理論は、教育、医学、メンタルヘルスなどの治療モデルにいまだに十分反映されていない。セラピーが行われる環境には、様々な「合図」がある。例えば低い周波数帯の雑音、道路の音、換気扇の音、エレベーターやエスカレーターの振動などがニューロセプションによって検知され、自律神経系が防衛状態に入ってしまい、治療の効果を低減させる恐れがある。
参照：71, 80, 205-206, 230, 238-239, 245-247, 253

韻律・プロソディ

韻律は感情を込めた声の調子のことである。ポリヴェーガル理論では、韻律は迷走神経の作用機序によって調整されており、呼吸性洞性不整脈（RSA）で表される心拍変動と同様、生理学的な状態に関する情報を伝えていると考えている。
参照：28, 43, 45, 57-58, 65, 67, 72, 76-79, 90, 94, 98-99, 105-106, 127, 130-131, 133, 137, 139, 142, 164, 188, 191, 193-195, 234, 242

ヴェーガル・ブレーキ（迷走神経ブレーキ）

「ヴェーガル・ブレーキ」とは、心臓のペースメーカーが生来持っている心拍速度を低下させる迷走神経の抑制的な影響のことを表す。もし迷走神経が心臓に影響を及ぼさなくなると、交感神経の活性化を伴わなくても

心拍は自発的に上昇する。若い健康な成人の心拍数は、本来1分間に90である。しかしながら、「ヴェーガル・ブレーキ」として迷走神経が影響を与えているため、ベースラインでの心拍数は通常もっと低い値に抑えられている。「ヴェーガル・ブレーキ」は心臓のペースメーカーに対して、迷走神経の影響を強めたり弱めたりする。この「ヴェーガル・ブレーキ」は、有髄の腹側迷走神経を通して伝達されていると考えられている。未熟児の徐脈という臨床症例において、無髄の迷走神経線維が影響を与えていると推測されているが、この原理は、「ヴェーガル・ブレーキ」の概念の中では十分に論じられていない。臨床的な徐脈は、迷走神経の働きによるものではあるが、腹側迷走神経の保護的な役割とは異なる背側迷走神経の働きによることを明らかにする必要がある。
参照：35-51, 102, 140-141, 145

歌う

ポリヴェーガル理論では、歌は社会交流システムを高める「神経エクササイズ」と捉えている。歌うためには、私たちが歌と認識できるような、調整された声を出すために、顔と頭の筋肉を制御し、息をゆっくりと吐くことが必要である。息をゆっくりと吐くことで、心臓への腹側迷走神経経路の影響が上昇し、自律神経状態は落ち着いていく。息を吐くときには、腹側迷走神経運動線維が、心臓の心拍を減少させる心臓のペースメーカーに、抑制的な信号を送る（ヴェーガル・ブレーキ）。息を吸うときは、心拍数を落とす迷走神経の影響が消失し、心拍が上昇する。歌うときには、吸う息よりも吐く息の方がより長い。これにより迷走神経の介在が起こり、落ち着いた生理学的な状態がもたらされる。歌うときには、顔と頭の筋肉を神経的に制御し、表情筋、音を聞き分ける中耳筋、声を出すための咽頭・喉頭の筋肉を含む顔と頭の筋肉を神経的に制御する。これは、ヴェーガル・ブレーキを強めたり弱めたりするエクササイズをしていることになる。従って歌うことは、社会交流システムを統合的に訓練することになる。チャンティング〔訳注：経典や祈りの言葉などを声に出して唱えること〕、本の朗読、楽器の演奏などは、社会交流システムの訓練に役立つ。
参照：53, 67, 78-79, 105, 108-109, 187-188, 191, 194

遠心性神経

遠心性神経は、脳や脊髄などの中枢神経から、内臓に向かって情報を伝達する機能を果たしている。これらは運動線維とも呼ばれる。なぜならそれらが内臓の機能に影響を与える信号を伝達するからである。
参照：全章

横隔膜下迷走神経

横隔膜下迷走神経は、脳幹と横隔膜より下の内臓をつなぐ迷走神経枝である。この迷走神経枝の運動線維は、迷走神経の背側運動核から生じている。この運動線維は、基本的に無髄である。

参照：101, 125, 155-156, 159-160, 165, 169-173, 233

横隔膜上迷走神経

横隔膜上迷走神経は、脳幹と気管支や心臓など、横隔膜より上の内臓をつなげる迷走神経枝である（→図 1 と「社会交流システム」)。この神経枝の運動線維は、脳幹における腹側迷走神経の主要な神経核である疑核から生じており、基本的に有髄である。

参照：101, 125, 159, 171

オキシトシン

オキシトシンは、哺乳類特有のホルモンで、脳内の神経伝達物質としても作用する。オキシトシンは主に脳内で産生され、脳下垂体から放出される。オキシトシンは、女性の出産や授乳をふくむ生殖行動を制御している。オキシトシンは男女両性で産生されている。脳内のオキシトシンは、社会的認知と社会的認識を司っている。オキシトシンは、腹側迷走神経複合体と背側迷走神経複合体を含む脳幹部にも存在しており、これがオキシトシンの社会的機能に影響を与えていると考えられる。どちらの迷走神経複合体も、豊富なオキシトシン受容体を持っている。ポリヴェーガル理論では、社会交流システム、および恐れのない不動状態という迷走神経の生産的な働きと、オキシトシンの生産的な働きに共通点があると考えている。

参照：114, 132, 254

解体

解体とは、哲学者・ハーバード・スペンサーによって紹介されたものである。これは進化の逆の過程で、ジョン・ヒューリングス・ジャクソンがこの概念を取り入れ、脳損傷や脳疾患は、進化上より古い回路が抑制をはずされる「脱進化」過程と同じように症状を発現させると論じた。ポリヴェーガル理論では、この解体という概念を採用し、自律神経系は系統発生学的により新しいものから古い回路へと順に発動し、その流れが系統発生学的ヒエラルキーをたどることを説明している。

(→「系統発生学的に秩序づけられたヒエラルキー」)

参照：44, 170

解離

解離とは、周りから切り離された感覚を持ち、思考、記憶、周囲の状況と行動との間に連続性がなく、「今・ここ」の意識が失われることである。健康な人でも、「白昼夢」という解離状態を体験することがある。しかし場合によっては、個人のアイデンティティが失われ、人間関係を維持することが困難で、日常生活がうまく営めなくなるほどの、深刻な解離が引き起こされることもある。トラウマ体験は、こうした深刻な解離を伴うことが多く、その悪影響のために精神科領域の診断を受けることもある。ポリヴェーガル理論では、解離は生命の危機に対して不動状態、あるいは擬死に陥る防衛反応と同等の反応であると解釈している。本理論では、解離は生命の危機に直面したときは適応的な反応であると考える。しかし長期にわたって酸素消費と血流を抑制し、神経生物学的な必要性が妨げられると、もはや適応的とは言えない。本理論では、生命の危機に瀕したときの防衛反応は、段階的に起こると考える。つまり小型哺乳類が危機に直面したときにみられる、完全に「シャットダウン」し、身体が崩れ落ち、擬死状態に陥る場合もあるし、筋肉の緊張が失われ身体が不動状態になること、さらには現実に起きている問題から意識を解離させるという段階もある。

参照：33, 42, 47, 91-92, 155, 158-160, 163, 166, 173, 175, 203-204, 232, 236, 244, 252

疑核

疑核は脳幹の迷走神経背側運動核からみて前方に位置している。疑核の中の細胞は三つの脳神経（舌咽神経、迷走神経、副神経）と関連している運動神経細胞を含んでいる。身体運動経路を通して咽頭、喉頭、食道、首の横紋筋を制御するとともに、有髄の腹側迷走神経を通して気管支と心臓を制御している。

参照：101, 126, 168

聴く（Listening）

「聴く」とは、提供された聴覚的な情報を理解するために積極的かつ能動的に行う行為である。一方で「聞く（Hearing）」とは聴覚的な情報を検知する行為である。ポリヴェーガル理論では、中耳構造の役割に注目する。人間の声を聞き分け、理解する能力を向上させる構造である。

参照：25-27, 79, 92, 98, 100, 105, 108-109, 127, 130, 187-188, 191, 194, 213

擬死／シャットダウン

哺乳類は特定の条件の下で、原始的な防衛反応に入る。これは身体が動かなくなるという特徴を持つ。この神経系が持つ防衛反応は、系統発生的

には、哺乳類が出現する前に存在していた爬虫類や両生類などの脊椎動物によく見られる。哺乳類は、多くの酸素消費を必要とする。哺乳類における不動状態は、血液に酸素を溶け込ませる能力が低下し、意識を保つために十分な量の酸素を含んだ血液を脳に供給することができなくなるために引き起こされる。このように、呼吸が抑制されて無呼吸状態となったり、心拍が抑制され徐脈となり、自律神経の機能が大きく抑制される状態は、背側迷走神経の働きによって引き起こされる。ポリヴェーガル理論では、拘束されたり逃れられない状況では、闘争／逃走反応という選択肢を取ることができないため、生命が脅かされたときには、こうした反応は適応的であると考える。このようにニューロセプションによって生命が脅かされたと受けとめられたときは、「不動」という古い防衛システムを取る。生命が脅かされたときの「擬死」反応は、トラウマの反応を理解するのに有用である。本理論では、血管迷走神経性失神ともいわれる失神状態に陥ったり、脱糞や解離を起こすといったトラウマ反応は、生命の危機に瀕して身体が生理学的に反応している結果であると考える。
参照：27, 33, 40, 92, 123

求心性神経

ポリヴェーガル理論では内臓から脳に向かって情報を送る、求心性の神経線維に注目している。これらの神経は、内臓の状態を脳幹の制御構造に知らせるようにできているため、感覚神経とも呼ばれている。
参照：全章

境界性パーソナリティ障碍

境界性パーソナリティ障碍（BPD）は、気分が不安定で感情の制御が難しいという特徴を持った精神科領域の診断である。ポリヴェーガル理論の観点からは、気分の制御と感情は、自律神経系の神経的制御に関係していると考える。そこで、境界性パーソナリティ障碍は、社会交流システムの機能不全であり、特に交感神経の興奮を抑制する腹側迷走神経経路の働きが損なわれているという仮説が生まれた。この仮説は実験され、支持された（Austin, Riniolo, & Porges, 2007）。
参照：119, 129, 145-146, 148-150

協働調整

ポリヴェーガル理論では、協働調整とは、個人の間で相互に生理学的状態を調整しあうことを意味する。たとえば、母親と乳児の関係では、母親が乳児を落ち着かせるだけではなく、母親の声、表情、仕草などに答えて、乳児が落ち着きリラックスする反応が、母親を落ち着かせる。母親が乳児

を落ち着かせることができないと、母親の生理学的状態も、調和を欠くことになる。協働調整は、家族のような集団でも行われる。家族の一員が亡くなったときは、悲しんでいる人の生物行動学的な状態に対し、往々にして他の家族の構成員の存在が助けになる〔「相互調整」と訳されることもある〕。
参照：7, 25-30, 63, 88, 109-112, 199

系統発生学

系統発生学は種の進化の歴史を説明する科学で、進化に基づいて生命体を分類する方法論である。ポリヴェーガル理論では、脊椎動物が、絶滅した原始的な爬虫類から哺乳類へと進化するにあたり、自律神経の機能がどのように系統発生学的に変化していたのかに注目している。
参照：6, 24, 39-40, 42, 66, 87, 90-91, 97-98, 121-122, 124, 158, 233, 236, 254-255

系統発生学的に秩序づけられたヒエラルキー

ポリヴェーガル理論では、危機に際して自律神経系の各構成要素は、系統発生的に新しい回路から順番に反応すると提唱している。進化のパターンを逆向きに推移することは、ジャクソンが提唱した原理である「解体」と一致している（→「解体」）。機能的には、有髄の腹側迷走神経、交感神経系、無髄の背側迷走神経という順番に反応が起こる。

(→「解体」)

参照：40, 44, 91, 121, 135, 153, 170

交感神経

交感神経は、自律神経系の二つの主要な構成要素のうちの一つである。交感神経系は、可動化を促し、体内の血流量を増加させる機能を持っている。ポリヴェーガル理論では、交感神経の役割は、可動化と、「闘争／逃走反応」を可能にするため、心臓からの血流量を増加させることであると考える。
参照：29, 32-33, 37, 41-42, 49, 63-64, 66, 90-92, 95, 98-99, 101-103, 120, 122-125, 131, 139, 141, 154, 157-158, 169-171, 173, 187, 197, 203, 230-236, 245

恒常性・ホメオスタシス

恒常性は「健康」、「成長」、「回復」を最適化するように身体が内臓を制御する、神経化学的反応のことである。恒常性ということばは、「同じ」あるいは「安定」というギリシャ語から派生したものである。恒常性は、

ある固定された点を中心に、負のフィードバック系によって振動する現象といったほうが理解しやすいかもしれない。生理学的系の中には、呼吸性洞性不整脈のように、固定点からの逸脱が大きいほど健康であるとされるものがある一方で、血圧の変化のように、固定点からの逸脱が大きいのは、不健康な指標であるとみなされるものもある。生理学的系における振動は、主に神経および神経化学的なフィードバックの作用機序の反映であると考えられている。
参照：41, 86, 99, 101, 124, 128, 156, 165, 171

呼吸性洞性不整脈（RSA）

呼吸性洞性不整脈（RSA）は自発的な呼吸に伴って心拍数が上昇したり下降したりする律動を表している。この定期的な心拍数の上昇と下降は、腹側迷走神経が心臓に及ぼす影響の有効な指標として考えられている。
参照：15, 17, 38-39, 72, 86, 138

孤束核

孤束核は脳幹に位置し、迷走神経の一次感覚核を構成している。
参照：101, 126

サイバネティクス

マサチューセッツ工科大学（MIT）の数学者ノーバート・ウィーナー（1948）は、動物や機械どうしの情報共有と制御を研究する科学分野の定義として、「サイバネティクス」という言葉を作った。ポリヴェーガル理論ではサイバネティクスの概念を応用し、一人の人間の身体の中、そして人間と人間との間で行われる生理学的状態を制御するフィードバックループに注目する。
参照：（類似する概念が全章で議論される）

自己調整

「自己調整」は、他の人の助けを借りなくても自分の行動を制御できる能力である。自己調整とは、子供が教室で適切な行動をとったり、新しい環境でも適切な行動がとれることでもある。ポリヴェーガル理論では、自己調整を、「学習された能力」としては捉えていない。自己調整とは、他の人から安全であるという合図を受け取らなくても、自らの神経系が「安全である」と感じることができる能力が備わっていることである。本理論では、人はまず「協働調整」の過程を経て、自己調整の能力を獲得するとしている。本理論では、相互に同調的かつ互恵的な交流を持つ「神経エクササイズ」を行うことで協働調整が起こり、それによって、のちに協働調

整が得られなくても自己調整できる能力が高められると提唱している。
参照：第3章

自閉症

「自閉スペクトラム症」(ASD) はコミュニケーションや人と関わり合うことに問題がある状態を含む、複雑な精神医学的な診断である。ポリヴェーガル理論ではASDは社会交流システムが抑制された状態であると捉えている。ASDを持つ人の多くは、声の抑揚がなく、聴覚過敏があり、聴覚の情報処理が困難であり、アイコンタクトを取ることができず、特に顔の上部を中心とした表情全体に表現性が乏しく、行動を制御することが難しく、しばしばかんしゃくを起こすといった行動がみられる。ポリヴェーガル理論ではこうした問題の原因に目を向けるのではなく、むしろ楽観的な姿勢でASDをとらえている。「安全である」というさまざまな合図を、ニューロセプションを通して神経系がどのように受け取り、反応していくのかを理解することによって、ASDに見られる問題行動の多くは、軽減すると考えている。本理論に基づいた介入は、社会交流システムを復活させることを重要視している。本理論では、ASDは、社会交流システムが抑制されることによって起きるという点に焦点を当てている。
参照：55-58, 62, 72-73, 75, 77, 80, 85, 105, 107, 110, 119, 129, 210-218, 227-228, 239

社会交流システム

図1（次ページ）に示されるように、社会交流システムには身体運動要素と内臓運動要素が含まれている。身体運動要素には、顔と頭の横紋筋を制御する内臓からの特殊体腔内器官遠心性経路がある（→「特殊体腔内器官遠心性経路」)。内臓運動要素には、心臓と気管を制御している有髄の横隔膜上の迷走神経がある。機能的には、顔と頭の筋肉と心臓のつながりから社会交流システムが生じる。社会交流システムは、誕生直後では、吸う、飲む、呼吸をする、声を出すといった行動を調整している。誕生後早期に、この調整がうまく取れない場合、成長後、社会的行動や感情の制御が難しくなることが示唆される。〔「社会関与システム」とも訳される。〕
参照：6, 25-29, 49-50, 54, 58-59, 63, 65-69, 72, 77, 82-83, 95, 99-115, 121-122, 131, 134, 142, 147, 152-154, 164, 170, 174-175, 186-188, 191, 193, 195-198, 216, 243-245, 253-254

植物性迷走神経

(→「背側迷走神経複合体」)
参照：122

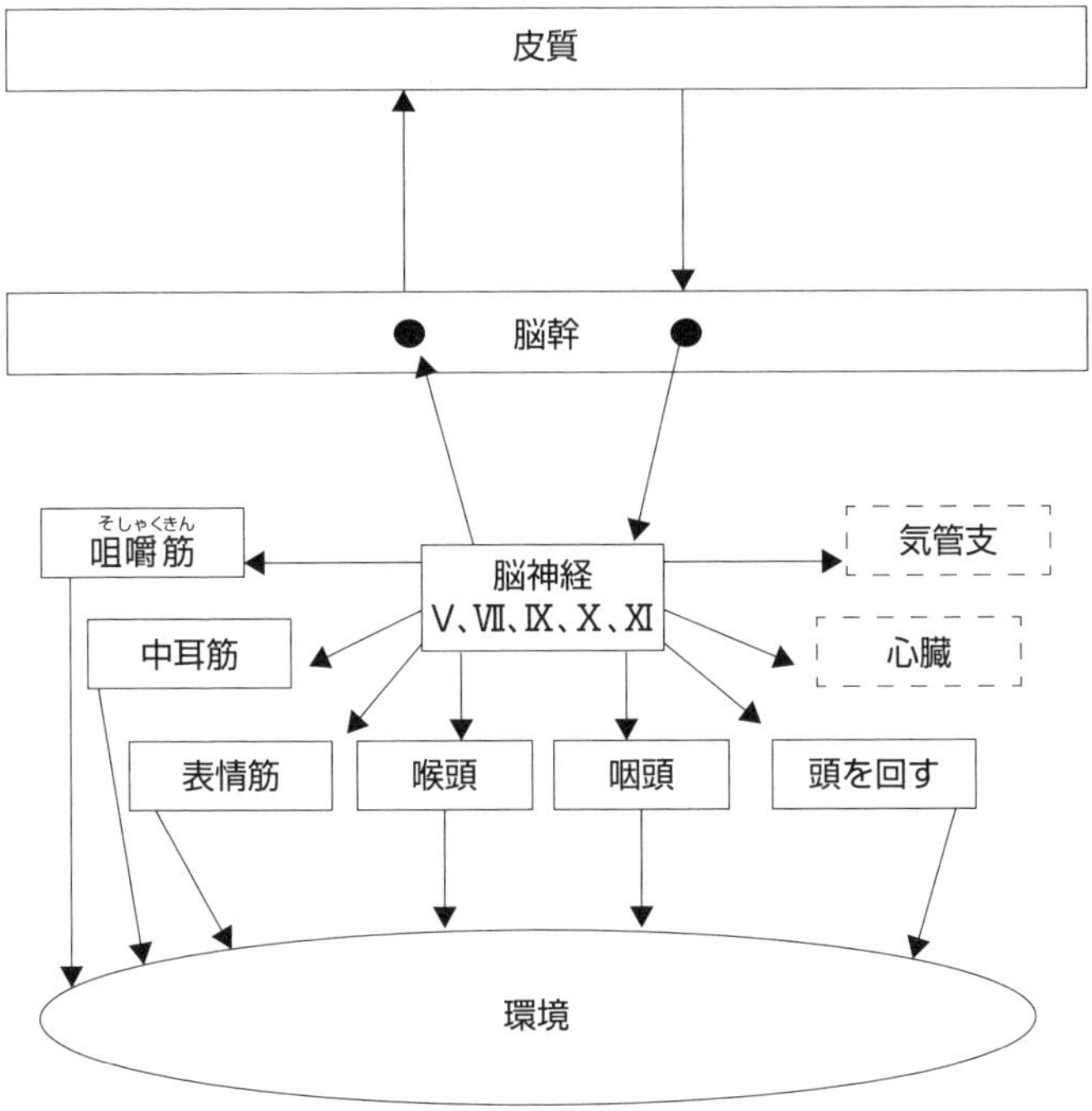

図１．社会交流システム

社会交流システムは身体運動要素（実線）と内臓運動要素（破線）とで構成されている。身体運動要素は顔と頭を動かす横紋筋を制御する特殊体腔内器官遠心性経路と関連づけられる。内臓運動要素は心臓と気管支を制御する有髄迷走神経と関連づけられる。

自律神経系（既存の考え方）

自律神経系とは、意識することなく内臓を制御している神経系のことである。名前からわかるように、「自律的に」制御が起こる。伝統的な解釈では、自律神経系は交感神経と副交感神経の二つの枝に分かれており、交感神経と副交感神経の運動経路がそれぞれ拮抗する働きをすると考えられている。しかしこれでは、内臓から脳へと情報を伝達する感覚経路や、内臓と脳が双方向で情報伝達するための感覚経路と運動経路双方を制御する脳幹部については、十分な考察がなされていないと言わなくてはならない。

参照：37-38, 169, 231-232

自律神経系（「ポリヴェーガル理論」の視点における）

ポリヴェーガル理論では、副交感神経の主たる構成要素である迷走神経に焦点を当てる。迷走神経とは、第X脳神経で、脳幹部といくつかの内臓とをつないでいる。本理論では、迷走神経の中には、二つの異なる遠心性の運動経路が通っていることを強調している。二つの経路は、迷走神経背側運動核と疑核という二つの異なる起点を持つ。迷走神経背側運動核から生じる運動経路は、有髄化しておらず横隔膜下の内臓と接続している（横隔膜下迷走神経）。もう一方の疑核から生じる運動経路は、有髄化しており、横隔膜上の内臓と接続している（横隔膜上迷走神経）。

ポリヴェーガル理論では、自律神経系については、感覚経路も含めたより幅広い解釈をしており、自律神経系を制御している脳幹部にも注目する。本理論では、腹側迷走神経の制御を行う脳幹部と、統合的な社会交流システムを作り出す顔と頭の横紋筋を制御することとを関連づけている（→図1）。

既存の解釈では、自律神経が内臓に対して常に影響を与えている点に注目しているのに対し、ポリヴェーガル理論では、自律神経の反応性に着目する。本理論でも、迷走神経と交感神経が拮抗して働き、内臓に常時影響を与えているという既存の理論を受け入れている。しかし、本理論では、危機に瀕したときは、自律神経の下位システムは解体理論（→「解体」）とも矛盾せず、進化とは逆向きに系統発生的ヒエラルキーをたどって反応するという考え方を提唱している。

本理論では、腹側迷走神経とそれに関連付けられた社会交流システムが最適な状態で機能しているとき、自律神経は「健康」、「成長」、「回復」をもたらすように機能する。このように、腹側迷走神経が優位な状態では、交感神経と横隔膜下の内臓を制御する背側迷走神経系の「自律神経バランス」が最適な状態に保たれる。もしこの腹側迷走神経が働かない状態になると、自律神経は「健康」ではなく、「防衛」を行うのに最適な状態へと変化する。ポリヴェーガル理論では、この「防衛」は、背側迷走神経の働

きを抑え、交感神経優位な闘争／逃走反応という動きをうながす場合と、交感神経の働きが抑制され、背側迷走神経が一気に優位となり、生物行動学的な「シャットダウン」をもたらす場合がある。哺乳類がこのシャットダウンを起こすと、失神したり、脱糞したり、運動反応が抑制され、いわゆる「擬死」状態となる。

参照：15, 25, 27, 29, 32, 41-44, 49-50, 87, 91, 94, 119-124, 134, 154, 161-162, 169-173, 186, 230-236, 246, 258

自律神経の状態

ポリヴェーガル理論では、自律神経の状態と生理学的状態は同等であり、互換性があると考えている。本理論では、自律神経の状態を神経的に調整する三つの主たる回路があるととらえている。腹側迷走神経、交感神経、そして背側迷走神経の経路である。自律神経の状態とは、これらの経路の活性化の状態である。一般的に、それぞれの回路が活性化していると、それに応じた特定の状態がもたらされる。つまり、腹側迷走神経は「社会交流システム」を支持し、交感神経は、「闘争／逃走反応」という「可動」を伴う防衛反応を支持し、背側迷走神経は「不動状態」という防衛反応を支持している。しかし、自律神経の状態として、防衛としての「可動／不動」ではない状態をつくりだすこともできる。腹側迷走神経が活性化され、社会交流システムが活性化しているときである（→「自律神経バランス」と「社会交流システム」）。たとえば、交感神経と腹側迷走神経がカプリングされた（組み合わされた）場合、防衛的にならずに可動化することができる。たとえば、「あそび」である。「あそび」では、動きは激しいが、その動きは安全によく制御されている。同様に、社会交流システムが背側迷走神経とカプリングされた場合、安全であるという「合図」（韻律に富んだ声や表情など）によって、「シャットダウン」、「コラプス・崩れ落ちる」、「解離する」といった防衛反応を起こさずに不動状態が起きる。これは、信頼関係のある人と親密な状態になったときに起きる反応である。従来の三つの神経回路は、社会交流システムとカプリングすることによって五つの異なる状態をもたらす。つまり、それらは「社会交流システム」、「闘争／逃走反応」、「あそび」、「シャットダウン」、そして「親密な関係」である。

参照：6, 18, 21, 23, 29, 66, 90, 95, 162, 226

自律神経バランス

「自律神経バランス」とは、自律神経系の交感神経と副交感神経のバランスを表す。いくつかの臓器は、この二つの自律神経の神経枝によって神経支配を受けており、この二つの神経枝は、それぞれ同等の影響力を持っている。そのため、自律神経バランスは、線形加法モデルであるといえる。

たとえば、交感神経は心拍を上昇させ、副交感神経は迷走神経（副交感神経の主たる構成要素）によって心拍を下降させる。心拍が高い場合、自律神経バランスは交感神経側に傾き、交感神経がより活性化していると解釈される。対照的に、心拍が低い場合、自律神経バランスは副交感神経側に傾き、副交感神経がより活性化していると解釈される。

自律神経バランスという表現は、一般的には、異常な自律神経バランスというように、自律神経バランスの機能不全を表す言葉として使われることが多い。しかしポリヴェーガル理論をもとに考察すると、交感神経が活性化すると副交感神経が不活性になり、またその逆も真であるという自律神経バランスのみに焦点を当てるのは好ましくない。なぜなら、困難が生じたときに自律神経系が系統発生学的に秩序だって反応するという、自律神経系の重要な特性を見えにくくしてしまうからだ。本理論では、有髄の腹側迷走神経系によって社会交流システムが活性化すると、横隔膜下の内臓を最適な状態に調整するという、自律神経系の特徴的な状態が現れる。交感神経と、無髄の背側迷走神経経路を通して、横隔膜下の内臓が最適な状態に保たれているのは、腹側迷走神経が活性化しているからである。自律神経系は系統発生学的ヒエラルキーに則って反応していくことを考えると、横隔膜下の内臓が、防衛反応を示すことなく最適な状態でいるのは、腹側迷走神経の働きにより交感神経と副交感神経のバランスが理想的な状態に保たれているためと考える。

参照：37, 171, 231-234

神経エクササイズ

ポリヴェーガル理論では、最適な生理学的状態を高める「あそび」を、「神経エクササイズ」と定義している。本理論によると、社会的関わりを保ったまま、一過性の刺激を与え、再び修復を促すという神経エクササイズを行うことは、レジリエンシーを高める。「いないいないばぁ」のようなあそびは、親が子供に対してしばしば用いる神経エクササイズの典型的な例である。

参照：23, 63, 66-68, 77, 109, 152-153, 189, 193, 213, 227

神経的期待

ポリヴェーガル理論によると、我々の神経系には、自らの自発的な社会交流システム行動に対し、相手から相応の応答反応がなされることを期待する機能が組み込まれている。この神経的期待は、社会交流、絆や信頼の形成を促進する。神経的期待が満たされたときは、穏やかな状態が維持される。いっぽう、期待が裏切られると防衛的な生理学的状態が引き起こされる。(→「あそび」、「神経エクササイズ」)

身体運動

身体運動経路は、横紋筋を制御している運動経路である。この経路のひとつは脳神経を通って顔と頭の横紋筋を制御しており、もうひとつは脊髄神経を通って胴体と四肢の筋肉を制御している。

(→「社会交流システム」)

心拍変動

心拍変動は心拍間隔の変化である。健康な心臓は、全く同じ間隔で鼓動を刻んでいるわけではない。神経支配が行われていない心臓は、比較的等間隔で心拍を刻む。心拍の変化は、特に有髄の腹側迷走神経（→「腹側迷走神経複合体」）の影響によって引き起こされる。これは呼吸性洞性不整脈（RSA）といわれる。背側迷走神経も心拍変動に寄与している。アトロピン〔迷走神経の働きを遮断する化学物質〕を用いて心臓への迷走神経の影響を取り除くと、心拍変動は完全に取り除かれる。

参照：13-15, 17, 19, 38, 85-86, 96, 138

生物学的な必須要件

生物学的な必須要件とは、自らの存在を継続させるために必要とされる事項である。これらには、「生き残り」、「縄張りをもつ」、「フィットネス（心身の調子を整える）」、「生殖」などが含まれる。ポリヴェーガル理論では、人と人とがつながることによって、生理学的な協働調整がおこり、心と身体の健康において最適な状態が保たれるという点を強調している。本理論では、他者とつながり協働調整を維持する社会交流システムの重要性に焦点を当てている。

参照：28-30, 182-183, 199

生物学的非礼

我々の神経系は、腹側迷走神経が優位となり、社会交流システムによって自律神経の防衛反応が抑制されているとき、相手からも相応の返礼を期待するように進化してきた。社会交流システムを結ぼうとする「合図」が無視されたり、敵対的な反応に遭うなど、神経的な期待が裏切られると、自律神経系は即座に、かつ抜本的に防衛を支持する状態に移行する。こうした相手からの違反をこうむると、我々は「傷ついた」という感情的反応や、「失礼な扱いを受けた」という個人的な感想を持つことになる。生物学的非礼は、「自発的な社会交流システムに対し応答性を欠く」という状態から、「攻撃されたと感じ攻撃的な反応をする」ことまで、一連の段階がある。

参照：240-243

生理学的状態

(→「自律神経の状態」)
参照：全章

単一試行学習

単一試行学習は、一つの刺激に対し一つの反応が対になって起こる学習であり、長期にわたって複数回刺激に暴露されても、強化されることがない。ポリヴェーガル理論では、多くの場合、背側迷走神経による反応が起きたときに、この単一試行学習が起こると考えている。生命の危機が訪れたときに、非常に深いシャットダウン状態に入ることは、この単一試行学習の典型的な例であると、本理論では提唱している。こうした生命の危機を体験した後は、PTSD を発症することが多い。脱糞、擬死、失神、吐き気などが条件反応に含まれる単一試行学習の考え方が、トラウマのサヴァイヴァーの治療に大いに参考になると考えられる。
参照：160-165

中耳筋

身体の中で最も小さな二つの横紋筋は、中耳にある鼓膜張筋と、あぶみ骨筋である。中耳は、鼓膜と内耳の中間にある構造体である。中耳は小骨と、小骨連鎖の硬さを調節する筋肉とで構成されている。この筋肉が緊張していると、小骨連鎖は固くなり、鼓膜の緊張が高まる。これにより、内耳に届く音の性質が変わる。内耳は音を、脳に送られる神経的信号に変換する。中耳の筋肉を硬くすることで低周波数帯の雑音の影響を軽減し、人間の声を機能的に聞き分ける能力を向上させる。中耳の筋肉は特殊体腔内器官遠心性経路によって制御されている（→図 1 と「特殊体腔内器官遠心性経路」)。
参照：99, 105-108, 130, 132, 212

中耳の伝達関数

中耳の筋肉の緊張の度合いが変化すると、内耳に伝えられる聴覚エネルギーの伝達に変化が生じる。ボーグとカウンター（Borg & Counter, 1989）は、中耳の機能とは、外部の環境に発生している低周波数帯の雑音を取り除き、人間の声だけを抽出して、中耳から内耳へと伝達することだと述べている。ボーグとカウンターのモデルは、なぜ聴覚過敏と「ベル麻痺」とが関連付けられるのかを説明している。「ベル麻痺」では、中耳のアブミ骨筋の制御経路も含む顔面神経の片側麻痺がみられる。ボーグとカウンター（1989）は、LPP／SSP（→「LPP」）で提供されるエクササイズを通して、神経による中耳の筋肉の制御能力が回復された場合、聴覚処理が改善され

る可能性があるという点について、科学的な根拠を提供している。中耳の伝達関数を正常化することで、心臓への迷走神経の制御を改善するという考え方は、ポージェスとルイス（Porges & Lewis, 2010）の理論的モデルにもとづいており、ポリヴェーガル理論の社会交流システムとも関連づけられている（Porges, 2011）。
参照：73-74, 106-107

腸神経系

腸神経系は、胃腸系機能を制御する、網目のような神経細胞の集まりからできている。腸神経系は食道から始まり肛門へとつながる胃腸系の組織下に埋め込まれている。腸神経系は自律的に働くことができるが、自律神経系から相当の神経支配を受けている。ポリヴェーガル理論では、腸神経系の働きは、腹側迷走神経回路（→「腹側迷走神経複合体」）に依存しており、背側迷走神経回路（→「背側迷走神経複合体」）によって活性化されるものの、その活性化が防衛に用いられない場合に最適化すると考える。これは、腹側迷走神経系が最適に機能しているときに起こる現象である。
参照：101, 125, 156

つながり

ポリヴェーガル理論では、人間は他者との間に信頼できる関係を持ち、社会的につながることを生物学的必須要件として持っているとしている。人間は、ペットとつながりを持っていると感じることもある。通常、つながりは相互交流的な社会交流システムを持つ他の哺乳類との間で経験される。
参照：28, 54, 109, 169, 172, 181, 183, 195, 199, 239

適応的な行動

ポリヴェーガル理論では、生理学的な状態を調整するために自発的に取られる行動が持っている、適応的な機能に焦点を当てる。これは進化論に基づいている。つまり「健康」や「成長」や「回復」をもたらすのに最適な生理学的状態を作り出し、苦しみを減らし、生き残る可能性を高めるのに役立つ行動は、適応的であるという考え方である。ある一定の状況では適応的だった行動が、他の状況ではもはや適応的ではなくなる可能性もある。例えば命に関わるような状況を切り抜け、生き残る可能性を高めるために取られた緊急時の行動が、危機的状況でもないのに繰り返されるとしたら、それは非適応的な行動となってしまう。なぜなら、このような行動は、生き残る可能性を高めることにならず、むしろ生理学的な機能を滞らせ、苦しみを増してしまうからだ。例えばトラウマが良い例である。命の

危機に瀕して、不動状態に陥り失神する行動、あるいはそれに類似した状態としての解離は、緊急時の適応的な行動であるが、それほど危険ではないときにまで繰り返されるとすると、これは不適応な行動であると言わなくてはならない。

参照：6, 22, 33-34, 40-43, 47, 49, 60, 71, 83, 86, 93, 95, 113-114, 128, 130, 149, 155, 158, 160, 175-178, 187, 199, 206, 209, 214, 218, 237, 246, 251-252

闘争／逃走反応

「闘争／逃走反応」は、哺乳類における可動を伴う主要な防衛反応である。「戦うか／逃げるか」に必要な代謝をもたらすためには、交感神経系の活性化が必要である。腹側迷走神経回路が抑制され社会交流システムが停止すると、交感神経が活性化され「戦うか／逃げるか」という行動をとるための代謝状態がもたらされる。

参照：6, 32-34, 40, 46, 49, 54, 62, 64-66, 68, 90-92, 99, 101-103, 120-122, 131, 139, 153-154, 169-171, 177, 197-198, 203, 206, 231-236, 244, 253

特殊体腔内器官遠心性経路

特殊体腔内器官遠心性線維は、脳幹内の運動核（疑核、顔面神経、三叉神経）から生じている。これは、太古の鰓骨《さいこつ》に相当する鰓運動核から胎児期に発達し、食べ物を飲み込むための咀嚼筋、感情を表現するための表情筋、発声のための咽頭・咽喉筋、聞くための中耳筋などの横紋筋を神経支配している。特殊体腔内器官遠心性経路は社会交流システムの身体運動要素を形成している。

(→「社会交流システム」)

内受容感覚

内受容感覚は、意識的に感じられる感覚であり、身体が無意識的に監視している作用でもある。内受容感覚とは、他の感覚系と同様に、以下の四つの構成要素からなる。（1）内的な状態を評価するための内臓にある感知器、（2）内臓から脳へと情報を伝達する感覚経路、（3）内的な変化に伴い内蔵の反応を制御し、感覚情報を翻訳する脳の構造、（4）脳から内臓へと情報を伝達し、内臓の状態を変化させる運動経路。ポリヴェーガル理論では、内受容感覚は、生理的な状態が変化していることを脳に伝達する信号を提供する過程であると考える（Porges, 1993）。「危険」あるいは「安全である」という合図があると、ニューロセプションに続いて、内受容感覚が発生する。内受容感覚は、身体の反応を意識的に感じることと言ってもよい。一方でニューロセプションは、意識の外側で起きる。

参照：136-137

内臓運動神経

内臓運動神経は、自律神経系の中にあり、平滑筋、心筋、腺を制御している運動神経である。

(→「社会交流システム」)

ニューロセプション

神経系は、意識することなく常に危険を評価しており、これをニューロセプションという。この自律的なプロセスは、「安全」、「危険」、あるいは「命が脅かされている」という合図を評価する脳の一部位によって行われる。ニューロセプションによって危険が検知されると、自動的に生理学的状態が、各段階に合わせた生き残りに最適になるように整えられる。通常我々は、ニューロセプションを引き起こすような「合図」には気づかないが、生理学的な状態が変化したことには気づく（→「内受容感覚」)。時として我々は、腹や心臓で何かを感じたり、「この状態は危険だ」ということを第六感で感じ取ったりする。またニューロセプションは、「信頼」、「社会的交流行動」、「親密な関係性」を築くのに必要な生理学的状態を引き起こす。ニューロセプションは、必ずしも常に正確とは限らない。危険がないのに「危険である」とニューロセプションが誤って検知してしまうこともある。あるいは危険であるにも関わらず「安全である」という「合図」だと取り違えてしまう可能性もある。

参照：20, 45, 48-53, 55, 67-69, 72, 76, 78-80, 97, 104, 137, 141-142, 144-146, 150, 170, 174, 177-178, 188, 190, 201-202, 238, 247

脳神経

脊髄神経が脊髄の各部位から派生しているのとは対照的に、脳神経は脳から直接伸びている。脳神経は運動経路と感覚経路を含む機能的な接合体である。人間には一二対の脳神経がある（Ⅰ-Ⅻ)。（Ⅰ）嗅神経、（Ⅱ）視神経、（Ⅲ）動眼神経、（Ⅳ）外転神経、（Ⅴ）三叉神経、（Ⅵ）滑車神経、（Ⅶ）顔面神経、（Ⅷ）内耳神経、（Ⅸ）舌咽神経、（Ⅹ）迷走神経、（Ⅺ）副神経、（Ⅻ）舌下神経である。迷走神経は、いくつかの内臓と感覚および運動の情報を共有しており、その他の脳神経は主に頭と首の領域と情報をやりとりしている。

参照：36, 73, 127-128, 131, 168, 231

背側迷走神経複合体

背側迷走神経複合体は脳幹に位置し、迷走神経背側運動核と孤束核《こそくかく》という二つの神経核からなっている。背側迷走神経複合体は、迷走神経の感覚経路を経て、内臓から送られてきて孤束核に終結する感覚の情報と、迷走

神経背側運動核から始まり、内臓へ至る運動の情報を統合し調整する。孤束核と迷走神経背側運動核は、それぞれの神経核の特定の部位と、内臓の特定の部位が反応しあうように、内臓指向型の組成を持つ。この後者の神経核から発している運動経路は、迷走神経を通り横隔膜下の内臓に終結する、無髄の迷走神経経路である。無髄の迷走神経経路のいくつかは、横隔膜より上の心臓、肺、気管支などの臓器にも接続している。これは未熟児にみられる徐脈や、のちに起きる喘息の作用機序と関連していると考えられている。迷走神経の背側核に端を発する迷走神経経路は、様々な文献において、背側迷走神経、横隔膜下迷走神経、無髄迷走神経あるいは植物性迷走神経など、異なった名称で呼ばれている。
参照：101, 126, 172, 233, 254

PTSD（心的外傷後ストレス障碍）

PTSDは性的暴力、重度のケガ、戦争、地震、ハリケーン、深刻な事故などのトラウマ的な出来事を経験した結果として現れる症状に対し下される精神医学的な診断である。ポリヴェーガル理論では、トラウマを論ずる際に、出来事の内容ではなく、出来事にいかに反応したかという点に注目する。いわゆる“トラウマ的な出来事”に対して、人の反応は多岐にわたる。ある人は、ある“トラウマ的な出来事”によって非常に大きな悪影響を被り、人生が崩壊してしまうこともあるが、もっとレジリエンシーの高い人にとっては、それほど大きな影響を受けない場合もある。反応性、回復の軌跡ともに幅広いことから、ポリヴェーガル理論では、生命の危機に際して、自律神経状態の神経制御がどのように変化したかという反応性、さらに背側迷走神経経路を通してどのような反応が引き起こされたかに注目する。本理論では、PTSDにまつわる様々な問題は、生命に関わる出来事に対する反応として、社会交流システムが機能不全となり、防衛反応を行う交感神経系あるいは背側迷走神経回路のどちらかの閾値が低くなっている状態であると考えている。
参照：34, 51-52, 58, 62, 69, 75, 162, 207

不安

「不安」は通常、感情、恐れ、落ち着かなさといった心理的な状態として定義されるか、あるいは「不安障碍」といった精神医学的な視点で解釈されている。ポリヴェーガル理論では、心理的に「不安」と定義された状態の下層にある自律神経系の状態に注目する。本理論では、「不安」とは交感神経の高まりとともに、腹側迷走神経系（→「腹側迷走神経複合体」）と社会交流システム（→「社会交流システム」）の働きの低下によって作られる自律神経の状態ととらえる。

参照：85, 110, 117, 129, 149, 151, 157, 162, 173, 178, 194-196, 198, 201-202, 204, 217, 223, 230

副交感神経

副交感神経は、自律神経系の二つの主要な神経系の一つである。副交感神経の主要な神経経路は迷走神経で、主に「健康」、「成長」、「回復」を支持している。ポリヴェーガル理論では、生命に危険が及ぶような状態では、通常は「恒常性」と「健康」を支持している迷走神経の一つの経路が防衛反応を起こし、「健康」を促進する機能を抑制することを強調している。

参照：32, 37, 41, 43, 122-123, 167, 169, 171, 218, 231-233

腹側迷走神経複合体

腹側迷走神経複合体は脳幹に位置し、心臓、気管支、顔と頭の横紋筋を制御している（→図1）。腹側迷走神経複合体は、内臓運動経路を通して心臓と気管支を制御している疑核と、特殊体腔内器官遠心性経路を通して、咀嚼、中耳、顔面、咽頭、喉頭、首の筋肉を制御している三叉神経と顔面神経からなる。

(→「社会交流システム」)

味覚嫌悪

味覚嫌悪は、単一試行学習の典型的な例である（→「単一試行学習」）。一般的に、ある食べ物を摂取した後、吐き気や嘔吐を体験すると、味覚嫌悪が形成される。吐き気を伴う化学療法を受けた患者は、治療を受けた直後から一定期間に摂取した食べ物を避ける傾向がある。この味覚嫌悪は非常に治療が困難である。ポリヴェーガル理論では、この味覚嫌悪の神経的プロセスを理解することで、トラウマがどのように神経系に刻印され、それを覆すことがいかに難しいかということが理解できると考えている。

参照：159-160, 164-165

迷走神経

迷走神経は、第X脳神経である。迷走神経は自律神経系の副交感神経のうちの主な神経である。迷走神経は、疑核と迷走神経背側運動核から生じる運動経路と、孤束核で終結する感覚線維との間をつなげる役割を担っている。また迷走神経は脳幹と、首、胸郭、腹部などの身体の各部位とをつなげている。ポリヴェーガル理論では、脊椎動物における自律神経系の系統発生学的な変化に注目し、特に哺乳類が出現したことにより迷走神経運動経路が特異的に変化していったことに焦点を当てている。

参照：全章

迷走神経の緊張状態

迷走神経の緊張状態、あるいは、心臓迷走神経の緊張状態は、心臓とつながる有髄の腹側迷走神経経路の緊張性の影響と関係があると考えられており、しばしば呼吸性洞性不整脈の指標として用いられる。

参照：15, 36-38, 82, 138-139, 154, 173, 218

迷走神経の求心性線維

迷走神経の線維の80%は求心性である。ほとんどの迷走神経感覚線維は、内臓から脳幹の孤束核周辺へとつながっている。現代の医学教育では、迷走神経の求心性線維についての理解をあまり求めない。したがって内臓が医学的治療を受けたとき、当該の内臓から脳にどのような情報伝達が行われるかという影響について、医療現場ではほとんど理解されていない。内臓からの感覚的情報伝達を変えることが、心身の健康に影響を与える可能性がある。

参照：168, 208, 218

迷走神経パラドクス

迷走神経は内臓に対して、保護的に働くと考えられてきた。しかしこの迷走神経の影響が、死に至る可能性もある。心拍を止めたり失神したり、脱糞したりするような場合である。これらの反応は、恐怖に伴って起こることが多いが、これも迷走神経の働きによる。この迷走神経のパラドクスは、当初未熟児の研究の中で明らかにされてきた。未熟児にとって呼吸性洞性不整脈は保護的であるが、徐脈は潜在的に死に至る危険を持つ。呼吸性洞性不整脈と徐脈はともに迷走神経の作用機序によって生じるため、これは迷走神経の矛盾した働きであると考えられてきた。しかし、この一見相反する現象は、ポリヴェーガル理論によってその原理が解明された。本理論により、この二つの現象は、それぞれ異なる迷走神経経路によるものであることが明らかになった。

参照：35, 39, 57, 96, 122-124, 161

ヨガと社会交流システム

ポリヴェーガル理論では、呼吸を用いたヨガは、「ヴェーガル・ブレーキ」を強化する「神経エクササイズ」であると考えている（→「ヴェーガル・ブレーキ」）。プラナヤマ・ヨガは、呼吸と、顔と頭の横紋筋の両方に影響を与えることから、機能的には社会交流システムのヨガであるといえる（→図1）。

参照：109

抑うつ症

抑うつ症は、一般的によく見られる、感情や思考行動に影響を与える深刻な気分障碍である。ポリヴェーガル理論では、本理論の原理を用いて、抑うつの生理的な特徴を説明できると考えている。本理論では、「抑うつとは、社会交流システムが抑制され、交感神経と背側迷走神経経路の協調が損なわれた状態である」という仮説を採用している。交感神経と背側迷走神経の協調が損なわれると、交感神経の活性化による活動過多の状態と、交感神経が抑制され背側迷走神経が活性化し、気分が落ち込んだ状態との間を反復することになる。

参照：58, 85, 129, 149, 204

リスニング・プロジェクト・プロトコル（LPP）

リスニング・プロジェクト・プロトコル（LPP）は、聴覚過敏を和らげ、聴覚機能を改善し、生理学的状態を落ち着かせ、自発的な社会交流システムを支持するためのものとして開発された。この介入方法は、現在はセーフ・アンド・サウンド・プロトコル（SSP）と呼ばれている。SSP は Integrated Listening System 社から、専門家を対象に提供されている。

（関連サイト　http://integratedlistening.com/ssp-safe-sound-protocol/）。

LPP／SSP は、話し言葉を処理することを中心とした聴覚障害治療の概念から派生したものである。LPP／SSP は、聴覚過敏の治療を目的として、人間の言葉を処理する中耳の情報伝達機能を最適化するため、中耳の筋肉の反遮蔽作用を高めるようにできている。LPP／SSP は、クライアントにあらかじめコンピュータによって周波数帯を変調させた聴覚的刺激を与えて、状態を改善するエクササイズである。この聴覚刺激の周波数は、背景の雑音から人間の声を抽出するために用いられる最新の技術によって、理論的に設定されている。通常、人間の声を聴いているときには中耳の筋肉は収縮し、耳小骨連鎖は硬化する。これにより内耳は、人間の声を聴き取りにくくする環境中の低周波数帯の雑音をほぼ取り除き、高次の脳が人間の声をより処理しやすくするようにさせる。人間の声の周波数帯の中の聴覚エネルギーを変調させ、いわば大げさに抑揚をつけた声を聴かせることで、中耳の筋肉の神経的制御を活発化させ、調整することで、聴覚過敏が改善し、心臓の腹側迷走神経経路に影響を与え、自発的な社会交流システムが生まれ、落ち着いた生理学的状態が生まれるという仮説に基づいて、この技法が開発された。歌声が含まれている音楽は、理論的には人間の声の聴覚的処理を改善するために、中耳の筋肉の神経制御能力を高める効果があると考えられる。クライアントは、通常の人間の声の周波数帯のなかで調整された聴覚的刺激を、ヘッドホンを用いて両方の耳で聴く。プロトコルでは、60分の聴覚プログラムを５日間続けて行うことが課されている。こ

れは mp3 や iPod デバイスで提供される。静かな部屋で、気が散るようなものがないようにし、臨床家か両親のどちらか、あるいは研究者が、穏やかに見守り、クライアントが落ち着いた状態でプログラムを聴けるようにすることが求められる。詳しくは、Porges, et al., 2013, 2014、Porges & Lewis, 2010参照。
参照：72, 74-83, 105-107, 213, 217

参考文献

Austin, M. A., Riniolo, T. C., & Porges, S. W. (2007). Borderline personality disorder and emotion regulation: Insights from the Polyvagal Theory. *Brain and cognition, 65*(1), 69–76.

Borg, E., & Counter, S. A. (1989). The middle-ear muscles. *SciAm, 261*(2), 74–80.

Darwin, C. (1872). *The Expression of Emotions in Man and Animals.* London: John Murray. [チャールズ・ダーウィン (1991)『人及び動物の表情について』浜中浜太郎訳、岩波書店]

Descartes, R. (1637). *Discourse on method and meditations* (L. J. Lafleur, trans.). New York, NY: Liberal Arts Press. Original work published [ルネ・デカルト (1997)『方法序説』谷川多佳子訳、岩波書店]

Hall, C. S. (1934). Emotional behavior in the rat: I. Defecation and urination as measures of individual differences in emotionality. *Journal of Comparative psychology, 18*(3), 385.

Hering, H. E. (1910). A functional test of heart vagi in man. *Menschen Munchen Medizinische Wochenschrift, 57,* 1931–1933.

Hughlings Jackson, J. (1884). On the evolution and dissolution of the nervous system. Croonian lectures 3, 4, and 5 to the Royal Society of London. Lancet, 1, 555–739.

Lewis, G. F., Furman, S. A., McCool, M. F., & Porges, S. W. (2012). Statistical strategies to quantify respiratory sinus arrhythmia: are commonly used metrics equivalent?. *Biological psychology, 89*(2), 349–364.

Ogden, P., Minton, K., & Pain, C. (2006). *Trauma and the body: A Sensorimotor approach to psychotherapy.* New York, NY: W. W. Norton & Co., Inc. [パット・オグデン、ケクニ・ミントン、クレア・ペイン (2012)『トラウマと身体：センサリーモーター・サイコセラピー〈SP〉の理論と実践』日本ハコミ研究所訳、星和書店]

Porges, S. W. (1972). Heart rate variability and deceleration as indexes of reaction time. *Journal of Experimental Psychology, 92*(1), 103–110.

Porges, S. W. (1973). Heart rate variability: An autonomic correlate of reaction time performance. *Bulletin of the Psychonomic Society, 1*(4), 270–272.

Porges, S. W. (1985). *U.S. Patent No. 4,510,944.* Washington, DC: U.S. Patent and Trademark Office

Porges, S. W. (1992). Vagal tone: a physiologic marker of stress vulnerability. *Pediatrics, 90*(3), 498–504.

Porges, S. W. (2003). The infant's sixth sense: Awareness and regulation of of bodily processes. Zero to Three: Bulletin of the National Center for Clinical Infant Programs 14:12.16.

Porges, S. W. (1995). Orienting in a defensive world: Mammalian modifications of our evolutionary heritage: A polyvagal theory. *Psychophysiology, 32*(4), 301.318.

Porges, S. W. (1998). Love: An emergent property of the mammalian autonomic nervous system. *Psychoneuroendocrinology, 23*(8), 837.861.

Porges, S. W. (2003). Social engagement and attachment. *Annals of the New York Academy of Sciences, 1008*(1), 31.47.

Porges, S. W. (2004). Neuroception: A Subconscious System for Detecting Threats and Safety. *Zero to Three (J), 24*(5), 19–24.

Porges, S. W. (2007). The polyvagal perspective. *Biological Psychology, 74*(2), 116.143.

Porges, S. W. (2011). *The polyvagal theory: Neurophysiological foundations of emotions, attachment, communication, and self-regulation.* Norton series on interpersonal neurobiology. New York, NY: W. W. Norton & Co., Inc.

Porges, S. W., & Lewis, G. F. (2010). .The polyvagal hypothesis: common mechanisms mediating autonomic regulation, vocalizations and listening. *Handbook of Behavioral Neuroscience, 19*, 255–264.

Porges, S. W., & Lewis, G. F. (2011). *U.S. Patent Application No. 13/992,450.*

Porges, S. W., Macellaio, M., Stanfill, S. D., McCue, K., Lewis, G. F., Harden, E. R., Handelman, M., Denver, J., Bazhenova, O.V., & Heilman, K. J. (2013). Respiratory sinus arrhythmia and auditory processing in autism: Modifiable deficits of an integrated social engagement system?. *International Journal of Psychophysiology, 88*(3), 261–270.

Porges, S. W., Bazhenova, O. V., Bal, E., Carlson, N., Sorokin, Y., Heilman, K. J., Cook, E. H. & Lewis, G. F. (2014). Reducing auditory hypersensitivities in autistic spectrum disorder: preliminary findings evaluating the listening project protocol. *Frontiers in Pediatrics.* doi:10.3389/fped.2014.00080

Porges, S. W. & Raskin, D. C. (1969). Respiratory and heart rate components of attention. *Journal of Experimental Psychology.* 81:497.501

Siegel;. D. J. (1999). *The developing mind.* New York: Guilford.

Stewart, A. M., Lewis, G. F., Heilman, K. J., Davila, M. I., Coleman, D. D., Aylward, S. A., & Porges, S. W. (2013). The covariation of acoustic features of infant cries and autonomic state. *Physiology & behavior, 120*, 203–210.

Stewart, A. M., Lewis, G. F., Yee, J. R., Kenkel, W. M., Davila, M. I., Carter, C. S., & Porges, S. W. (2015). Acoustic features of prairie vole (Microtus ochrogaster) ultrasonic vocalizations covary with heart rate. *Physiology & behavior, 138*, 94–100.

Stern, J. A. (1964). Toward a definition of psychophysiology. *Psychophysiology, 1*(1), 90.91.

Woodworth, R. S. (1929). *Psychology.* New York, NY: Holt.

Wiener, N. (1954). *The human use of human beings: Cybernetics and society* (No. 320) Da Capo

Press.［ノーバート・ウィーナー（2014）『人間機械論：人間の人間的な利用』鎮目恭夫・池原止戈夫訳、みすず書房］

■ さらなる参考文献

Bal, E., Harden, E., Lamb, D., Van Hecke, A. V., Denver, J. W., & Porges, S. W. (2010). Emotion recognition in children with autism spectrum disorders: Relations to eye gaze and autonomic state. *Journal of autism and developmental disorders, 40*(3), 358–370.

Carter, C. S., & Porges, S. W. (2013). The biochemistry of love: an oxytocin hypothesis. *EMBO reports, 14*(1), 12–16.

Dale, L. P., Carroll, L. E., Galen, G., Hayes, J. A., Webb, K. W., & Porges, S. W. (2009). Abuse history is related to autonomic regulation to mild exercise and psychological well-being. *Applied psychophysiology and biofeedback, 34*(4), 299–308.

Flores, P. J., & Porges, S. W. (2017). Group Psychotherapy as a Neural Exercise: Bridging Polyvagal Theory and Attachment Theory. *International Journal of Group Psychotherapy, 67* (2), 202.222.

Geller, S. M., & Porges, S. W. (2014). Therapeutic presence: Neurophysiological mechanisms mediating feeling safe in therapeutic relationships. *Journal of Psychotherapy Integration, 24* (3), 178.

Grippo, A. J., Lamb, D. G., Carter, C. S., & Porges, S. W. (2007). Cardiac regulation in the socially monogamous prairie vole. *Physiology & behavior, 90*(2), 386–393.

Grippo, A. J., Lamb, D. G., Carter, C. S., & Porges, S. W. (2007). Social isolation disrupts autonomic regulation of the heart and influences negative affective behaviors. *Biological psychiatry, 62*(10), 1162–1170.

Heilman, K. J., Bal, E., Bazhenova, O. V., & Porges, S. W. (2007). Respiratory sinus arrhythmia and tympanic membrane compliance predict spontaneous eye gaze behaviors in young children: A pilot study. *Developmental Psychobiology, 49*(5), 531–542.

Heilman, K. J., Connolly, S. D., Padilla, W. O., Wrzosek, M. I., Graczyk, P. A., & Porges, S. W. (2012). Sluggish vagal brake reactivity to physical exercise challenge in children with selective mutism. *Development and Psychopathology, 24*(01), 241–250.

Heilman, K. J., Harden, E. R., Weber, K. M., Cohen, M., & Porges, S. W. (2013). Atypical autonomic regulation, auditory processing, and affect recognition in women with HIV. *Biological psychology, 94*(1), 143–151.

Jones, R. M., Buhr, A. P., Conture, E. G., Tumanova, V., Walden, T. A., & Porges, S. W. (2014). Autonomic nervous system activity of preschool-age children who stutter. *Journal of fluency disorders, 41*, 12–31.

Kenkel, W. M., Paredes, J., Lewis, G. F., Yee, J. R., Pournajafi-Nazarloo, H., Grippo, A. J.,

Porges, S.W., & Carter, C. S. (2013). Autonomic substrates of the response to pups in male prairie voles. *PloS one, 8*(8), e69965.

Patriquin, M. A., Scarpa, A., Friedman, B. H., & Porges, S. W. (2013). Respiratory sinus arrhythmia: A marker for positive social functioning and receptive language skills in children with autism spectrum disorders. *Developmental Psychobiology, 55*(2), 101–112.

Porges, S. W. (1997). Emotion: an evolutionary by-product of the neural regulation of the autonomic nervous system. *Annals of the New York Academy of Sciences, 807*(1), 62–77.

Porges, S. W. (2001). The polyvagal theory: phylogenetic substrates of a social nervous system. *International Journal of Psychophysiology, 42*(2), 123–146.

Porges, S. W. (2003). The polyvagal theory: Phylogenetic contributions to social behavior. *Physiology & Behavior, 79*(3), 503–513.

Porges, S. W. (2005). The vagus: A mediator of behavioral and visceral features associated with autism. In ML Bauman and TL Kemper, eds. *The Neurobiology of Autism*. Baltimore: Johns Hopkins University Press, 65–78.

Porges, S. W. (2005). The role of social engagement in attachment and bonding: A phylogenetic perspective. In CS Carter, L Ahnert, K Grossmann K, SB Hrdy, ME Lamb, SW Porges, N Sachser, eds. *Attachment and Bonding: A New Synthesis (92)* Cambridge, MA: MIT Press, pp. 33–54.

Porges, S. W. (2009). The polyvagal theory: new insights into adaptive reactions of the autonomic nervous system. *Cleveland Clinic journal of medicine, 76*(Suppl 2), S86.

Porges, S. W. (2015). Making the world safe for our children: Down-regulating defence and up-regulating social engagement to 'optimise' the human experience. *Children Australia, 40* (02), 114–123.

Porges, S. W., & Furman, S. A. (2011). The early development of the autonomic nervous system provides a neural platform Property of W. W. Norton & Company for social behaviour: A polyvagal perspective. *Infant and child development, 20*(1), 106–118.

Porges, S. W., Doussard-Roosevelt, J. A., Portales, A. L., & Greenspan, S. I. (1996). Infant regulation of the vagal "brake" predicts child behavior problems: A psychobiological model of social behavior. *Developmental psychobiology, 29*(8), 697–712.

Reed, S. F., Ohel, G., David, R., & Porges, S. W. (1999). A neural explanation of fetal heart rate patterns: A test of the Polyvagal Theory. *Developmental Psychobiology*. 35:108.118.

Williamson, J. B., Porges, E. C., Lamb, D. G., & Porges, S. W. (2015). Maladaptive autonomic regulation in PTSD accelerates physiological aging. *Frontiers in psychology, 5*, 1571.

Williamson, J. B., Heilman, K. M., Porges, E., Lamb, D., & Porges, S. W. (2013). A possible mechanism for PTSD symptoms in patients with traumatic brain injury: central autonomic network disruption. *Frontiers in neuroengineering, 6*, 13.

Williamson, J. B., Lewis, G., Grippo, A. J., Lamb, D., Harden, E., Handleman, M., Lebow, J., Carter, C. S., & Porges, S. W. (2010). Autonomic predictors of recovery following sur-

gery: a comparative study. *Autonomic Neuroscience, 156*(1), 60–6

Yee, J. R., Kenkel, W. M., Frijling, J. L., Dodhia, S., Onishi, K. G., Tovar, S, Saber. M. J., Lewis, G.F., Liu, W., Porges, S. W., & Carter, C. S. (2016). Oxytocin promotes functionalcoupling between paraventricular nucleus and both sympathetic and parasympathetic cardioregulatory nuclei. *Hormones and behavior, 80*, 82–91.